28,–

ANNEGRET PETERS

Bewegungsanalysen und Bewegungstherapie im Säuglings- und Kleinkindalter

Bewegungsanalysen und Bewegungstherapie im Säuglings- und Kleinkindalter

Beispiele zur Förderung der sensomotorischen Entwicklung

Von
ANNEGRET PETERS

3., durchgesehene Auflage

Mit 228 Abbildungen von KARIN HOELPER

SEMPER BONIS ARTIBUS

Gustav Fischer Verlag · Stuttgart · New York · 1982

Anschrift der Autorin:
Annegret Peters, Krankengymnastin
z. Z. Universitäts-Kinderklinik, Im Neuenheimer Feld 150, 6900 Heidelberg 1

CIP-Kurztitelaufnahme der Deutschen Bibliothek

Peters, Annegret:
Bewegungsanalysen und Bewegungstherapie im Säuglings- und Kleinkindalter : Beispiele zur Förderung d. sensomotor. Entwicklung / von Annegret Peters. Mit 228 Abb. von Karin Hoelper. – 3., durchges. Aufl. – Stuttgart ; New York : Fischer, 1982.
ISBN 3-437-00387-9

Satz und Druck: Schwetzinger Verlagsdruckerei, Schwetzingen
Einband: Großbuchbinderei Clemens Maier, Leinfelden-Echterdingen
Printed in Germany

ISBN 3-437-00387-9

Vorwort zur 1. Auflage

Dieses Buch stützt sich auf Erfahrungen in der Bewegungstherapie haltungs- und bewegungsgestörter Säuglinge und Kleinkinder. Es werden Erfahrungen beschrieben, die einerseits auf der Beobachtung gesunder Kinder, andererseits auf dem Literaturstudium der normalen Säuglings- und Kleinkindentwicklung basieren.
Es wird nicht der Anspruch erhoben, den heutigen Stand von Ausbildungskursen wiederzugeben, die Methoden der Bewegungstherapie lehren.
An dieser Stelle möchte ich allen herzlich danken, die durch Beratung und Mitarbeit geholfen haben, diese Arbeit zu publizieren. Mein Dank gilt vor allem der Grafikerin Frau Karin Hölper, die mit Einfallsreichtum und Bewegungsverständnis meine Vorstellungen in den zeichnerischen Darstellungen verwirklichen konnte. Mein besonderer Dank gilt Herrn Dr. von Lucius vom Gustav Fischer Verlag und Herrn Dr. med. E. Zillessen für das Korrekturlesen.

Heidelberg, im November 1976 Annegret Peters

Vorwort zur 2. Auflage

Die rege Nachfrage nach diesem Buch seit dem Erscheinen der 1. Auflage vor 2 Jahren zeigt das große Bedürfnis nach mehr Information und anschaulicher Darstellung der motorischen Entwicklung und über Möglichkeiten sie zu fördern.
Den Text habe ich noch einmal überprüft und hierbei konnten zahlreiche Anregungen berücksichtigt werden, für die ich allen kritischen Lesern danke. Zur Vermeidung von Mißverständnissen habe ich noch ein Nachwort angefügt.
Auf Anregung von Herrn Prof. Dr. H. Sennewald und unter Mitarbeit von Frau D. von Aufschnaiter wurden dieser Auflage Lernziele hinzugesetzt. Beiden möchte ich hierfür herzlich danken. Die motorische Entwicklung und die zeitlupenhafte Analyse von Bewegungen werden zunehmend als Grundlage in die Ausbildung von Bewegungstherapeuten aufgenommen. Gerade diesem Leserkreis soll der Zugang zu dem Stoff des Buches durch die Formulierung von Lernzielen erleichtert werden.

Heidelberg, im November 1978 Annegret Peters

Geleitwort

Die Krankengymnastik ist auf dem Wege, sich Grundlagenwerke zu schaffen. Erstmals wird jetzt ein Buch herausgegeben, das auf die Wichtigkeit der Kenntnisse über Bewegungsentwicklung und Bewegungsanalyse als Fundament einer jeden krankengymnastischen Behandlung hinweist. Somit stellt diese Arbeit einen wesentlichen Beitrag dar zum bereits vorhandenen Literaturangebot für Krankengymnasten.

Wenn Bewegung zum Mittel der Therapie wird, so kann dieses Mittel nur zweckdienlich und wirkungsvoll eingesetzt werden, wenn es dem Behandelnden in allen seinen Dimensionen vertraut ist. Die Kenntnis des Physiologischen schärft den Blick für Verzögerungen und Fehlleitungen der normalen sensomotorischen Entwicklung; und nur das bewegungsanalytisch geschulte Auge vermag zu erkennen, wo und wie Bewegung der Bewegungstherapie bedarf.

In der Krankengymnastik wird die Bewegung zur Unterstützung von Heilungsprozessen oder zur Korrektur von Fehlentwicklungen angewandt. Sie stellt damit die aktiven bewegungstherapeutischen Techniken in den Mittelpunkt ihrer Arbeit an und mit dem Patienten.

Ausgehend von der zentralen Bedeutung, die der Bewegungsentwicklung, der Bewegungsanalyse und schließlich der Bewegungstherapie zukommt, ist dieses Buch als eine der grundlegenden Arbeiten zu betrachten, die für die Krankengymnastik nur von Krankengymnasten geleistet werden kann.

Der Autorin, selbst Krankengymnastin, gebühren Dank und Anerkennung für die Sorgfalt, mit der sie sich das Wissen um Bewegungsentwicklung, Bewegungsanalyse und Bewegungstherapie angeeignet, es eigenschöpferisch verarbeitet hat und nun allen Interessierten zur Verfügung stellt!

Möge diesem Buch das Mißverständnis erspart bleiben, es wende sich mit seinem Lehrangebot nur an die im Bereich der Kinderheilkunde arbeitenden Krankengymnasten. Es richtet sich an alle, die Bewegung anwenden zur Unterstützung von Heilungsprozessen oder zur Korrektur von Fehlentwicklungen.

Antje Hüter
Ausbildungsleiterin der
staatl. anerk. Krankengymnastikschule
Heidelberg

Inhaltsverzeichnis

Einführung

In diesem Buch wird der Verlauf der motorischen Entwicklung vom Säuglings- bis zum Kleinkindalter dargestellt, es bietet damit gleichzeitig eine Grundlage für die Frühbehandlung motorisch behinderter Kinder.

Ein Neugeborenes bewegt sich in Massenbewegungen, d. h. es fehlen noch die willkürlichen Einzelbewegungen, deren Zentren in der Hirnrinde liegen. Die Massenbewegungen werden vom Pallidum gesteuert und erst im Laufe der Entwicklung durch höher liegende Zentren gehemmt. Mit zunehmender Hirnreifung entwickeln sich daraus gezielte Einzelbewegungen. Mit Hilfe allmählich auftauchender und wieder verschwindender frühkindlicher Reflexe und Reaktionen lernt das Kind das Kopfheben, das Umdrehen auf den Bauch, Robben, Kriechen, Stehen und Laufen (Peiper, 18). Die Entwicklung der Sinnestätigkeit geht gleichzeitig mit der Entwicklung der Motorik einher. Durch Rückkopplung beeinflussen sie ihre Entwicklung gegenseitig, und sie sind dadurch eng miteinander verbunden. Nach Peiper wird das nervöse Verhalten des Neugeborenen zuerst von den niederen, nur aus der Nähe reizbaren Sinnen – vor allem dem Tast- und Geschmackssinn – bestimmt. Später werden diese „niederen Sinne" durch höhere, aus der Ferne reizbare Sinne wie Sehen und Hören ergänzt.

Erst ein fundiertes Wissen über Funktion und Entwicklung normaler Bewegungsabläufe ermöglicht das Erkennen der pathologischen Bewegungsabläufe motorisch behinderter Kinder; es stellt daher eine unentbehrliche Grundlage für die gezielte Behandlung motorischer Behinderungen im Säuglings- und Kleinkindalter dar, die ihre Ursache entweder in neurologischen oder orthopädische Erkrankungen haben oder lediglich als motorische Retardierung aufzufassen sind. Lokalisierte Bewegungsstörungen haben meistens komplexe, auf die Bewegungen des ganzen Körpers bezogene Auswirkungen. Darum bringt isoliertes Üben von Einzelbewegungen keine Fortschritte, wenn diese nicht in einen physiologischen Bewegungsablauf einbezogen werden. Behandlungsmethoden wie PNF (Proprioceptive Neuromuscular Facilitation), die Bobath- und Vojtamethode haben diese Idee schon weit verbreitet.

Ich habe versucht, das vorliegende Buch auf dem engen Zusammenhang aufzubauen, der zwischen Analyse der *normalen* Bewegungsabläufe und der Bewegungs*behandlung* besteht.

Das Erlernen der Bobathmethode im Zentrum für cerebrale Bewegungsstörungen in Bern hat mir die Bedeutung der gründlichen Kenntnis der normalen motorischen Entwicklung zur Frühbehandlung motorisch behinderter Kinder bewußt gemacht. Hierfür bin ich Frau Dr. E. Köng und Miss M. B. Quinton zu aufrichtigem Dank verpflichtet.

Das Buch ist so aufgebaut, daß einerseits die motorische Entwicklung dargestellt wird, die in cephalo-caudaler Reihenfolge verläuft. Sie wird entsprechend den Entwicklungsdaten in chronologischer Reihenfolge, beginnend mit den Bewegungsabläufen des Säuglings in der horizontalen Ebene, bis zu den Bewegungsabläufen des Kleinkindes in der vertikalen Ebene aufgezeichnet. Die Zeichnungen und die dazugehörigen Beschreibungen schildern die Richtung der Gewichtsverlagerung, die richtige Belastung einer Körperhälfte oder Extremität, vor allem aber die gleichzeitigen Bewegungen von Kopf, Rumpf und Extremitäten, die bei normalen Bewegungsabläufen eines gesunden Menschen entstehen. Andererseits wird bei jedem Bewegungsablauf immer eine Möglichkeit dargestellt, Bewegungen durch Hilfen einer Therapeutin auszulösen.

Die große Vielfalt der möglichen Bewegungsabläufe und die Schwierigkeit, sie zeichnerisch darzustellen, war entscheidend für die Auswahl der Bewegungsfolgen. Sie sollen daher nur als Beispiele angesehen werden und für den Leser eine Anregung sein, sich neue Bewegungsabläufe, die auf den Entwicklungsstand des Kindes abgestimmt sind, zu erarbeiten.

Es werden Therapeutinnen angesprochen, die mehrfach behinderte Kinder behandeln. Diese Arbeit mag eine geeignete Ergänzung zur Elternanleitung sein, die von der Therapeutin regelmäßig durchgeführt wird.

Ziel des Buches ist, die Frühbehandlung motorisch behinderter Säuglinge und Kleinkinder zu erleichtern, um damit eine Verbesserung der Bewegungsqualität und weitgehende Normalisierung der motorischen Funktionen zu erreichen. Um die Entwicklung behinderter Kinder der normalen Entwicklung anzugleichen, wird in den meisten Fällen eine Teamarbeit von speziell ausgebildeter Krankengymnastin, Ergo- und Sprachtherapeutin und Heilpädagogin erforderlich sein, die die gleichzeitige Förderung der geistigen und sozialen Entwicklung zum Ziel hat.
Es ist unmöglich, alle Fragen, die während einer Behandlung auftauchen können, hier zu berücksichtigen. Eine in alle Einzelheiten gehende Beschreibung ist unbefriedigend, weil die Probleme sich individuell stellen. Dieses Buch kann daher nicht als fertiges „Rezept" zur Behandlung eines Kindes dienen. Ich hoffe aber, daß es eine Arbeitshilfe oder zumindest eine Diskussionsgrundlage für die Therapie senso-motorisch behinderter Säuglinge und Kleinkinder darstellt.

ERSTER ABSCHNITT

Die sensomotorische Entwicklung von Säugling und Kleinkind

Eine kurze Einführung

Die Entwicklung der Sensomotorik umfaßt die Entwicklung der Motorik *und* die der Wahrnehmung. Beides ist eng mit der Verhaltensentwicklung verbunden und vorwiegend von der Funktion des Zentralnervensystems abhängig.

1. Wahrnehmungs- und Verhaltensentwicklung

Ein Kind nimmt über seine Sinne (Tasten, Sehen, Hören) die auf es einströmenden Sinneseindrücke auf. Die ersten Empfindungen werden über die Haut vermittelt, dann beginnt es mit den Augen zuerst die Mutter zu fixieren, etwas später kann es mit den Augen Gegenstände verfolgen. Es entwickelt seine Aufmerksamkeit für Töne, und mit ca. 4 oder 5 Monaten wird eine Schallquelle mit den Augen gesucht (Richtungshören). Die Empfindungen müssen eingegliedert und ausgenutzt, das Wichtige vom Unwichtigen unterschieden werden. Die Reize strömen von außen ein und werden dem Großhirn „gemeldet". Die Empfindungen werden wahrgenommen und verarbeitet, dann erfolgt die Rückmeldung und eine *motorische Antwort.* Folgende Beispiele machen diesen Mechanismus deutlich: Ein auf dem Bauch liegender Säugling hebt für kurze Zeit den Kopf von der Unterlage ab, um einen nahe gelegenen Gegenstand zu betrachten und eventuell danach zu greifen oder um nach einem Geräusch zu horchen. Eine Antwort zeigt sich ebenfalls, wenn er mit den Händen zuerst ungenau zu greifen beginnt und mit der Zunge Lallaute hervorbringt. Etwas später kann er sich vom Bauch auf den Rücken drehen, mit den Händen schon gezielter greifen, und er hat eine Vielfalt von Lauten mit verschiedenen Silbenkombinationen zur Verfügung.

Ungefähr mit einem Jahr haben Geist und Motorik sich so weit entwickelt, daß das Kind sich aufrichten und das Gleichgewicht in der Senkrechten halten kann, daß es sich nicht mehr in der „Babysprache", sondern mit einzelnen Worten verständlich machen kann.

Die Entwicklung der Sensomotorik beinhaltet das Erkennen des eigenen Körpers und geht mit dem Spiel mit den Händen, dem Stecken von Gegenständen in den Mund und mit dem Spiel mit den Füßen einher. Selbsterfahrung und Kenntnis über sich selbst sind mit der Kenntnis über die Umwelt und der Beziehung zu ihr eng verbunden.

Das sich Bewußtwerden des eigenen Körpers und die Orientierung des Körpers im Raum und in der Zeit kann man unter dem Begriff *„Körperschema"* (body image) zusammenfassen. Die Bedeutung des „Körperschemas" kann im Rahmen dieser Arbeit nur kurz beleuchtet werden. Das Kind lernt seine Umwelt erkennen und Gegenstände miteinander und zu sich in Beziehung zu bringen.

Im folgenden werden aus der Literatur Stellungnahmen einiger Autoren wiedergegeben. So sagt z. B. Naville (16, 17): Nur durch Bewegung erlebt das Kind seinen Körper und lernt ihn kennen. Nicht als anatomische-physiologische Maschine, sondern als

- Ausdrucksmittel der Persönlichkeit
- Bezugspunkt zum Raum
- Instrument der mitmenschlichen Beziehungen.

Kann der Körper diesen Aufgaben nicht gerecht werden, ist die gesamte soziale Entwicklung gefährdet, seine Lern- und Entfaltungsmöglichkeiten sind behindert.

Über die Entwicklung des Körperschemas bei Kindern sagt Ayres (1, S. 99), daß ein großer Teil unseres Wissens um die Welt mit unserem Wissen um unseren eigenen Körper beginnt. Die visuelle Wahrnehmung beginnt mit dem Verständnis unserer eigenen Relation zum Raum. Wir wissen, daß wir ein Vorn und Hinten haben, daß die Haare oben und die Füße unterhalb der Knie sind. Diese Raumbegriffe werden dann von uns selbst auf andere Objekte übertragen, lange bevor man sie ausdrücken kann. Nach Ayres bezieht sich das Körperschema auf das Begreifen der eigenen anatomischen Konstruktion und auf die Art des Zusammenspiels der verschiedenen Körperteile bei der Bewegung. Sie sagt, daß die Aneignung eines Körperschemas von der Synthese sensorischer Reize abhängt, wobei die wichtigsten die taktilen, proprioceptiven und visuellen sind.

Über die Bewußtwerdung des Körperschemas schreibt Barsch (2, S. 119), daß das Kind wahrscheinlich einer am Körper entlangführenden Linie folgt. Es wird sich des Vorhandenseins von Kopf, Schultern, Rumpf, Armen, Hüften, Beinen und schließlich Füßen bewußt. Er vermutet, daß es sich in der Reihenfolge bewußt wird, mit der es die Körperteile beim Aufbau der Bewegungen benutzt. Ferner wird das Bewußtsein sicherlich der proximal-distalen Regel folgen, bei dem die Erkenntnis über die rumpfnahen Körperteile vor der Erkenntnis über Hände und Füße kommt. Seine wichtigste Annahme bezieht sich auf das Erkennungsvermögen: Solange das Bewußtsein nicht das Niveau der Erkenntnis erreicht hat, kann kein Schema entstehen.

Das *Sozialverhalten* entwickelt sich beim Säugling durch die Beziehung zu seinen nächsten Mitmenschen. Es beginnt mit dem ersten Lächeln zur Mutter und dem Plaudern des Kindes. Das Kind beginnt, selbständig Kontakt zu Personen aufzunehmen. Ab dem 2. Halbjahr verhält es sich gegenüber Fremden skeptisch, es beginnt zu „Fremdeln". Die ersten Anfänge sozialer Nachahmung beginnen beim spielerischen Umgehen mit Löffel und Becher. Die Anpassung an die Umwelt äußert sich durch selbständiges Essen und Trinken, beginnendes An- und Ausziehen, durch die Beherrschung der Ausscheidungsfunktionen.

Der Begriff „soziale Interaktion", der zum Bereich der Persönlichkeitsforschung gehört, meint, daß das Verhalten einer Person mit dem einer anderen Person in einem Verhältnis wechselseitiger Beeinflussung steht (6).

Herzka (10, 11, S. 13 und 227) sagt, daß u. a. Wahrnehmung – Bewegung, Fantasie – Intelligenz, Seele – Körper, Tun – Erleben Gegenüber sind, die nicht nacheinander und unabhängig voneinander Geltung haben, sondern die sich gemeinsam entwickeln und die gemeinsam erfahren und erlebt werden. Die Ergänzung dieser Gegenüber, das „dialogische Prinzip" bezieht sich auf alle Entwicklungsbereiche.

In den ersten Lebensmonaten entwickelt das Kind folgende Verhaltensmerkmale (nach Gesell 8, S. 58):

1. Persönliches Verhalten zur Mitwelt (die persönliche Reaktion auf andere Menschen und die Gemeinschaft).
2. Adaptives Verhalten (die Fähigkeit, das Wesentliche einer Situation zu erfassen und gegenwärtige und frühere Erfahrungen in neuen Situationen anzuwenden – zu adaptieren).
3. Sprechverhalten (jede Form von Mitteilung und Verständnis in Gesten, Lauten, Worten).

2. Motorische Entwicklung

Die Motorik des Neugeborenen und des jungen Säuglings ist hauptsächlich von Reflexen und Reaktionen abhängig. Die Bewegungen sind ungezielt und werden oft ohne erkennbaren Reiz ausgelöst. Dem Neugeborenen fehlt weitgehend die willkürliche, differenzierte Einzelbewegung. Es kann noch nicht einen Arm oder ein Bein isoliert bewegen und seine Kraft dosiert anwenden wie ein Erwachsener. Aus frühkindlichen Reflexen und Reaktionen, die wieder verschwinden, und mit der fortschreitenden Ausbildung der Hirnfunktionen entwickelt der junge Säugling aus den zunächst für ihn typischen unwillkürlichen Massenbewegungen ein zusehends differenziertes Zusammenspiel einzelner Bewegungen.
Deutlich werden die Massenbewegungen z. B. in der Rückenlage bei den Strampelbewegungen, an denen bei jungen Säuglingen auch die Arme teilnehmen. Nach Peiper (18) werden die Massenbewegungen von Teilen des Hirnstammes, vom Pallidum, extrapyramidal gesteuert. Die unbewußten extrapyramidalen Massenbewegungen werden noch nicht durch willkürliche Bewegungen gehemmt oder ersetzt, die von den Pyramidenbahnen und den erst später reifenden höher gelegenen Rindenfeldern ausgehen. Dies zeigt sich z. B. erst ab dem 4. bis 5. Lebensmonat, wenn das Kind zu greifen beginnt. Vereinzelt sind dann noch Mitbewegungen der Extremitäten sichtbar, die aber mit zunehmender Hirnreifung abnehmen. Mit ungefähr 4 Jahren sind die Bewegungen des Kindes ähnlich denen des Erwachsenen.

Der junge Säugling hat bei verhältnismäßig hohem Muskeltonus eine Beugehaltung der Extremitäten. Die Bewegungen und die Spannung einzelner Muskelgruppen sind in den ersten Lebensmonaten hauptsächlich von der Kopfhaltung und -bewegung abhängig.
Bei in Mittelstellung gehaltenem Kopf kommt es in der Rückenlage häufig zu symmetrisch ausfahrenden Bewegungen der Arme und Beine, die sich bei zur Seite gedrehtem Kopf durch den Einfluß des asymmetrisch tonischen Nackenreflexes asymmetrisch auf die Extremitäten auswirken.
In den ersten Lebensmonaten ist der Einfluß der *tonischen Reflexe*, die die Stellung der Extremitäten zueinander bestimmen, noch sichtbar. Zu den tonischen Reflexen gehören:

a) die asymmetrisch tonischen Nackenreflexe
b) die symmetrisch tonischen Nackenreflexe
c) die tonischen Labyrinthreflexe

Durch reifende höhere Hirnteile werden die tonischen Reflexe von den *Stellreaktionen* überlagert. Von letzteren ist die Labyrinthstellreaktion auf den Kopf führend und zieht die Körperstellreaktion nach sich. Die tonischen Reflexe und die Stellreaktionen sind beim älteren Kind und beim Erwachsenen im einzelnen nicht mehr zu erkennen, sondern in höhere automatische Bewegungen integriert.
Durch fortschreitende Entwicklung der Hirnfunktion und mit der Entwicklung der Aufrichtung und Fortbewegung, die durch die Wahrnehmungsentwicklung motiviert wird, beginnt ein Kind aus der Bauchlage den Kopf zu heben, sich auf die Seite zu drehen, sich auf den Rücken zu rollen, in den Vierfüßlerstand und zum Sitzen zu kommen. Es kommt von der horizontalen Ebene in die Senkrechte und schließlich zum freien Laufen. Hierbei spielt die Reizung der Labyrinthe, der Gleichgewichtsorgane des inneren Ohres, eine große Rolle.
Zur Bewahrung, oder wenn nötig, zur Wiedergewinnung des Gleichgewichtes, entwickeln sich bis zum 5. Lebensjahr die *Gleichgewichts- oder Balancereaktionen.* Sie sichern das Gleichgewicht in verschiedenen Körperstellungen und -bewegungen. Sie werden zuerst in Bauch-, dann in Rückenlage, später im Sitzen, Knien und Stehen wirksam. Es sind Reaktionen auf Lageveränderungen des Körperschwerpunktes. Dabei verändern Kopf, Rumpf und Extremitäten ihre Stellung zueinander, um durch automatische Ausgleichs- und Gegenbewegungen das Gleichgewicht zu ermöglichen.

In der motorischen Entwicklung dient jede erreichte Stufe als Vorbereitung für die nächsthöhere. In der normalen Entwicklung werden die Gleichgewichtsreaktionen im Sitzen erst voll entfaltet, wenn das Kind zu stehen beginnt und es gewinnt zunehmend an Gleichgewicht im Stand, wenn es zu laufen beginnt.

b) Entwicklungstabelle (zusammengestellt nach verschiedenen Autoren)

Im Vergleich zur vorangegangenen Tabelle wird in der folgenden die sensomotorische Entwicklung vom Säuglings- zum Kleinkindalter in kürzeren Zeitabschnitten dargestellt. Es wird Einblick in die chronologische Reihenfolge der normalen Entwicklung gegeben, die von gewissen Meilensteinen markiert wird und die in kleinen Schritten vorangeht. Es wird gezeigt, daß bestimmte Fähigkeiten für die nächsten Funktionen entwickelt sein müssen.
Die Entwicklung des Kindes zeigt eine große Variationsbreite. So schwanken die Angaben über Leistungen z. T. um Monate. Aus diesem Grund sind die Daten in der Tabelle nur als Orientierungs- und Durchschnittswerte anzusehen. Bei Kindern können Abweichungen auftreten, die sich auf Kalenderalter und Bewegungsqualität beziehen, ohne daß gleich ein Entwicklungsrückstand angenommen werden muß.

Weitere Entwicklungstabellen stammen u. a. von (3, 9, 14, 15).

3. Monat	4. Monat	5. Monat
Zeitweilig noch asymmetrische Haltung des Kopfes. Kopf kann in Mittellinie gehalten und von rechts nach links gedreht werden. *Strampeln mit gestreckter Hüfte.* Beginnt eventuell schon auf die Seite zu drehen.	*Symmetrische Haltung* mit Mittelstellung des Kopfes. Nur noch selten asymmetrische Haltung der Arme bei Kopfdrehung. Beine in Ruhe in Flexion und Abduktion. *Strampeln mit stärkerer Extension.* Jedes Bein kann isoliert bewegt werden, genauso die Arme. Kind kann sich gut auf die Seite drehen.	Kind breitet Arme aus, um hochgenommen zu werden. Spielt mit den Zehen. Hüften sind dabei stark außenrotiert und flektiert.
Kind hat keine ausgesprochene Beugehaltung mehr. Becken berührt die Unterlage (Hüften in Extension, Knie in Flexion). Durch weitere Entwicklung des Extensortonus kann es Kopf und Oberkörper von der Unterlage abheben. Kind stützt auf beide Unterarme (Ellenbogen *hinter* den Schultern).	Hebt Kopf von Unterlage bis 90 Grad (Zone 3) u. kann ihn dort halten. Beine werden in Hüften und Knien gestreckt. Kann Dinge mit Augen fixieren und verfolgen. Stützt sich auf beide Ellenbogen (Ellenbogen *unter* den Schultern).	Starke Kopfextension, oft mit retrahierten Oberarmen und gebeugten Ellenbogen. Gute Kopfhaltung gegenüber Schwerkraft. Schwimmbewegungen mit allen vier Extremitäten. Kann Arme in Bauchlage noch nicht frei bewegen.
Passives Hochziehen zum Sitzen bis 45 Grad: Kopf hat Linie des Rumpfes erreicht. *Gehaltenes Sitzen*: Kopf nach vorne gebeugt, kann für kurze Zeit gehoben werden.	*Passives Hochziehen zum Sitzen*: Kopf wird aktiv mit nach vorne genommen, dabei Anheben der gebeugten und gespreizten Beine.	
Stehend gehalten: Kind stellt sich auf Zehenspitzen.	Stehend gehalten: Trägt kleinen Teil des Körpergewichtes, vorwiegend auf Zehenspitzen.	Stehend gehalten: Trägt großen Teil des Körpergewichtes.
In Rückenlage beginnen grobe Greifbewegungen. Wird dem Kind ein Spielzeug gegeben, kann es für kurze Zeit gehalten werden. Mit 10 Wochen: Hand-Hand-Koordination. Mit 12 Wochen: Hand-Mund-Augen-Koordination.	Schaut die Hände an. Bringt sie in Rükkenlage über Brust zusammen. Steckt Spielzeug in den Mund. Versucht mit beiden Händen nach Gegenständen zu packen. Spielt mit den Fingern.	Kind kann Gegenstände willentlich ergreifen, steckt sie in den Mund. Greifen mit *proniertem Unterarm* ohne Daumenbeteiligung. Beginn des Greifens mit einer Hand.
Verfolgt einen Gegenstand von einer Seite zur anderen (Gesichtswinkel 180 Grad). Antwort auf Blick spontan lächelnd oder lallend. Beginn der Augen-Hand-Koordination.	Hände betasten berührten Gegenstand. Gegenstände werden mit Blick abgetastet. Erstes lautes Lachen. Kind zeigt vermehrte Hinwendung zur Umwelt. Kann Laute, besonders Stimme der Mutter erkennen. Schallquelle wird mit den Augen gesucht (Richtungshören).	Bei gleichzeitigem akustischem und optischem Reiz reagiert Kind auf optische Darbietung. Streckt Arme nach erblicktem Gegenstand.

Entwicklungstabelle zusammengestellt nach Angaben von Gesell u. Amatruda (7), Herzka (11), Vojta (20), Bühler/Hetzer (5) und Hellbrügge/Pechstein (9)

	1. Monat	2. Monat
Rückenlage	Physiologische Hypertonie der Beuger an Armen und Beinen. *Strampeln der Beine in Semiflexion* u. reziprok. Kind hält den Kopf zur Seite gedreht. Beine sind außenrotiert.	*Oft asymmetrische Haltung* von Kopf und Armen. Kopf kann kurz in der Mittellinie gehalten werden.
Bauchlage	Kind liegt in Beugehaltung. Becken berührt nicht die Unterlage. Knie unter den Bauch gezogen. Oberarme in Adduktion, Ellenbogen gebeugt. Kopf zur Seite gedreht (freie Atmung), wird für einige Sekunden von der Unterlage abgehoben (Zone 1) und sogleich wieder abgelegt. *Horizontale Schwebehaltung:* Kopf fällt nach unten. Rumpf leicht gebeugt, Arme u. Beine in lockerer Beugung.	Durch Entwicklung des Extensortonus kann Kopf kurz in Mittellinie bis 45 Grad von der Unterlage abgehoben, aber nicht lange gehalten werden (Zone 2). Kind zeigt abwechselnde Krabbelbewegungen der Beine. Arme adduziert und flektiert. Kind im Gegensatz zur Rückenlage in Bauchlage noch sehr fixiert. *Horizontale Schwebehaltung:* Kopf in Verlängerung des Schultergürtels, Rumpf leicht gebeugt. Arme und Beine in lockerer Beugung.
Sitzen	*Passives Hochziehen zum Sitzen bis 45 Grad:* Kopf hängt bis Ende 6. Woche nach hinten. Beine in regloser Beugehaltung, in den Hüften leicht abduziert. *Gehaltenes Sitzen:* Kopf fällt nach vorne, Rücken gleichmäßig rund.	*Passives Hochziehen zum Sitzen*: Kopf beginnt ruckweise mitzukommen.
Stehen Gehen	*Stehend gehalten:* Schreitbewegungen des Neugeborenen.	*Stehend gehalten:* Physiologische Astasie (bis 6. Monat vorhanden): Kind kann nicht auf den Füßen stehen und nicht belasten, wenn es aufgestellt wird.
Greifen	Hände sind locker gefaustet. An der Kleinfingerseite ist der Faustschluß stärker als an der Daumenseite. Gegen Öffnen der Hand besteht Widerstand.	Zufälliges Halten von Gegenständen mit *Pronation des Unterarmes und ulnarer Abduktion des Handgelenkes.* Daumen bleibt unbenutzt.
Geistige Entwicklung	Kein bewußtes Sehen. Kind blickt gern in gedämpfte Lichtquellen. Beruhigung bei Lageveränderung und leichten Geräuschen. Umklammern von Berührungsgegenständen.	Erstes Lächeln. Starrt in Lichtquellen. Kann Gegenstand von Mittelstellung zur Seite mit Gesichtswinkel von 90 Grad verfolgen. Bei lauten Geräuschen in nächster Nähe dreht Kind automatisch Kopf zur Schallquelle oder hält einen Augenblick in Bewegung inne. Beruhigung auf Zuspruch.

9. Monat	10. Monat	10. und 12. Monat
Intoleranz der Rückenlage. Kind kommt aus der Rückenlage in die Bauchlage, zum Vierfüßlerstand und zum Sitzen. Strampeln der Beine hat aufgehört.	Kind kommt aus der Rückenlage zum Kriechen und Stehen. In der Rückenlage sind die Beine gestreckt und abduziert. Beim Beginn des Kriechens kommt das Kind hauptsächlich durch Armbewegungen vorwärts.	Kind hält sich im Stand fest. Kind läuft an Möbeln und Wänden entlang.
Kommt in den Vierfüßlerstand, schaukelt vor und zurück. Kommt aus dem Sitzen in die Bauchlage und wieder in den Vierfüßlerstand. Kind beginnt zu Kriechen, meist zuerst rückwärts (da Arme in der Entwicklung den Beinen voraus sind).	Kind kriecht auf Händen und Knien vorwärts.	Kind läuft auf Händen und Füßen (Bärengang).
Kann sich allein hinsetzen. Kommt aus Bauchlage über Vierfüßlerstand u. Seitsitz in Sitz mit abduzierten Beinen. Spielt im Sitzen ca. 10 Minuten.	*Passives Hochziehen zum Sitzen bis 45 Grad*: Beugebewegung des Rumpfes verläuft nur noch im lumbosakralen Übergang. Beine gestreckt, in den Hüften gespreizt. Kind kann beliebig lange sitzen. Kann *nach hinten stützen*. Gleichgewichtsreaktionen im Sitzen vorhanden. *Rücken gestreckt*.	Dreht sich im Sitzen um seine eigene Achse. Rutscht im Sitzen vor- und rückwärts.
Kind beginnt sich hinzustellen, indem es sich an Möbeln hochzieht. Kommt über Halbkniestand oder Hocke in den Stand. Wechsel zwischen Zehenstand und Stand auf ganzer Sohle.	Macht am Laufgitter Kniebeugen und kommt wieder zum Stand.	Kind geht seitwärts dem Geländer entlang. Es kann an einer Hand geführt werden.
Kann einen Faden oder kleinen Krümel ergreifen. Kann 2 Sachen auf einmal in die Hände nehmen ohne eines fallen zu lassen. Hält Flasche mit Händen und Füßen.	*Pinzettengriff*: Kann Faden oder Krümel mit gestrecktem Zeigefinger und opponiertem Daumen greifen. Zeigefinger wird zum Stupsen ausgestreckt. Kind entdeckt die dritte Dimension, es kann 2 Gegenstände ineinanderstecken.	*Zangengriff:* Ergreift kleinen Gegenstand mit gebeugtem Zeigefinger und opponiertem Daumen. Kind steckt Dinge in einen Behälter und holt sie wieder heraus. Beginnt größere Gegenstände loszulassen (im Gegensatz zu fallenlassen). Läßt Gegenstände immer wieder von Erwachsenen aufheben.
Kind vokalisiert bewußt, macht sich laut bemerkbar, um Aufmerksamkeit zu erregen. Sucht hingefallenes Spielzeug u. manchmal solches, das vor seinen Augen unter Becher od. Kissen versteckt wurde. Lokalisiert visuell Quelle leiser Geräusche od. Stimme, die ihm etwas bedeutet (1 m über oder unter Ohrhöhe). Ißt allein einen Bisquit.		Kind hört auf seinen Namen. Sucht Spielzeug, das vor seinen Augen unter Becher oder Kissen versteckt wurde. Versteht einfache Aufforderungen (gib mir, sag ada). Hält Löffel, kann ihn aber nicht allein gebrauchen. Trinkt mit Hilfe aus einer Tasse.

6. Monat	7. Monat	8. Monat
Kind beginnt, den Kopf nach vorne zu beugen. Streckt beide Beine bei Flexion und Abduktion der Hüften in die Luft. Bringt Füße zum Mund. Baut „Brücke", indem es Gesäß mit gestreckten Hüften und gebeugten Knien von Unterlage abhebt. *Kind rollt vom Rücken auf den Bauch.*	Kind liegt nur noch gelegentlich auf dem Rücken mit hochgestreckten Beinen. Dreht sofort in die Bauchlage. Rückenlage wird immer unerträglicher, ist fast nur noch im Schlaf zu sehen. Kind möchte jetzt sitzen.	Kind dreht vom Rücken *sofort* auf den Bauch. Kommt von der Bauchlage in den Vierfüßlerstand. Beginn des Krabbelns. In Rückenlage Spiel mit den Füßen.
Kind nimmt „Schwimmstellung" ein. Stützt auf gestreckten Arme mit geöffneten Händen. Stützt auf einen Unterarm, greift mit d. anderen Hand nach Spielzeug. Beginnt evtl. schon, sich in den Vierfüßlerstand zu stellen, fällt aber gleich wieder um. Kind rollt von der Bauch- in die Rückenlage. *Horizontale Schwebehaltung*: Kopf in Verlängerung von Schultergürtel und Rumpf. Sym. Nacken- u. Rumpfstrekkung. Beine locker gestreckt oder gebeugt.	Stützen auf eine Hand, die andere ist frei zum Spielen. Arme haben nicht nur eine Stützfunktion. Kind beginnt in Kreisrichtung zu beiden Seiten zu drehen. Liegt gern auf dem Bauch.	Dreht vom Rücken in die Bauchlage. Drehen in Kreisrichtung nach rechts und links. Robbt auf dem Bauch, oft zuerst rückwärts. Kommt von d. Bauchlage in den Vierfüßlerstand.
Passives Hochziehen zum Sitzen bis 45 Grad: Volle Beugung des Kopfes bis zur Brust. Rumpf gebeugt, Beine bis an Bauch gezogen. Kind hilft mit beim Aufsetzen. Beginnende *Stützreaktionen nach vorne.*	*Passives Hochziehen zum Sitzen bis 45 Grad*: Nachlassen der Beugebewegung von Kopf, Rumpf und Beinen, nur noch 2/3 Beugung des Kopfes. Halbstreckung der Kniegelenke (bis 8./9. Monat).	Wird Kind hingesetzt, kann es einige Sekunden allein sitzen bleiben. Kann im Sitzen *mit den Armen zur Seite abstützen.*
Stehend gehalten: Astasie ist weg. Kind trägt ganzes Körpergewicht.	Stehend gehalten: Stößt sich mit kräftigen Beuge- und Streckbewegungen hoch bis zur vollen Streckung der Beine.	Stehend gehalten: Wippt in den Knien. Trägt volles Gewicht. Die Beine sind abduziert, Fersen sind abgestellt.
Beginn des Greifens mit *Supination des Unterarmes* und *radialer Abduktion des Handgelenkes. Greifen mit ganzer Hand (palmares Greifen, Affengriff).* Noch kein Greifen mit einzelnen Fingern oder Fingerspitzen. Kann nicht willentlich loslassen, nur fallenlassen.	*Greifen jetzt mit Supination des Unterarmes und radialer Abduktion des Handgelenkes.* Einhändiges Greifen, noch kein Greifen von 2 Gegenständen gleichzeitig möglich. Im Sitz wird eine Hand zum Spielen gebraucht, die andere stützt. Wechselt Spielsachen von einer Hand in andere. Tappt nach seinem Spiegelbild.	
Kann entfernte Spielsachen erreichen, indem es sich durch Rollen vorwärtsbewegt. Blickt und verfolgt aufmerksam, schielen jetzt eindeutig abnorm. Vokalisiert melodisch in Einzel- u. Doppelsilben. Lokalisiert leise Geräuschquellen in 50 cm Entfernung. Widerspiegeln des freundlichen oder entzürnten Gesichtsausdruckes.	Kind achtet mehr auf Gebärden, Töne und Mimik als auf das Sprachverständnis. Ein farbiges Spielzeug wird länger angesehen als ein farbloses.	Kind schaut einem heruntergefallenen Spielzeug nach. Beginnt zwischen sich und anderen Personen zu unterscheiden, beginnt zu fremdeln.

c) Lagereaktionen in der motorischen Entwicklung (nach Vojta)*

Nach Vojta (19, 20) geben die Lagereaktionen (auch Lagereflexe genannt) Auskunft über das Entwicklungsalter des Kindes von der Geburt bis zur Aufrichtung. Wenn das Kind zu laufen beginnt, verlieren sie ihre Bedeutung. Bei den Lagereaktionen werden durch Änderung der Körperlage Reflexhaltungen und -bewegungen provoziert, wobei die ausgelösten Bewegungsantworten den physiologischen Koordinationsmöglichkeiten des Kindes entsprechen.

Die Lagereaktionen stehen in engem Zusammenhang mit der erreichten motorischen Entwicklungsstufe, denn ihre reflektorische Antwort auf die Lageveränderungen ist gesetzmäßig verschieden – je nach Reifestufe und Entwicklung des Zentralnervensystems. Die Beziehung der Lagereaktionen untereinander ist eng.

Nach Vojta ist der Wert dieser reflektorischen Bewegungs- und Haltungsantworten für die Diagnostik besonders groß, weil die Lagereaktionen nicht nur ihren normalen, sondern auch ihren abnormen Verlauf haben. Liegt ein psychomotorischer Entwicklungsrückstand vor, so treten die einzelnen Entwicklungsphasen zeitlich verzögert auf, sind aber nicht abnormer Gestaltung. Nähere Angaben über exakte Auslösung und Wertigkeit der Lagereaktionen müssen bei Vojta nachgelesen werden.

---

* Ich danke Herrn Dr. Vojta für die Durchsicht der folgenden Tabelle.

Die Pfeile in der Tabelle markieren die Hände des Untersuchers. Die freien Felder zwischen den Phasen stellen Übergangsphasen dar.

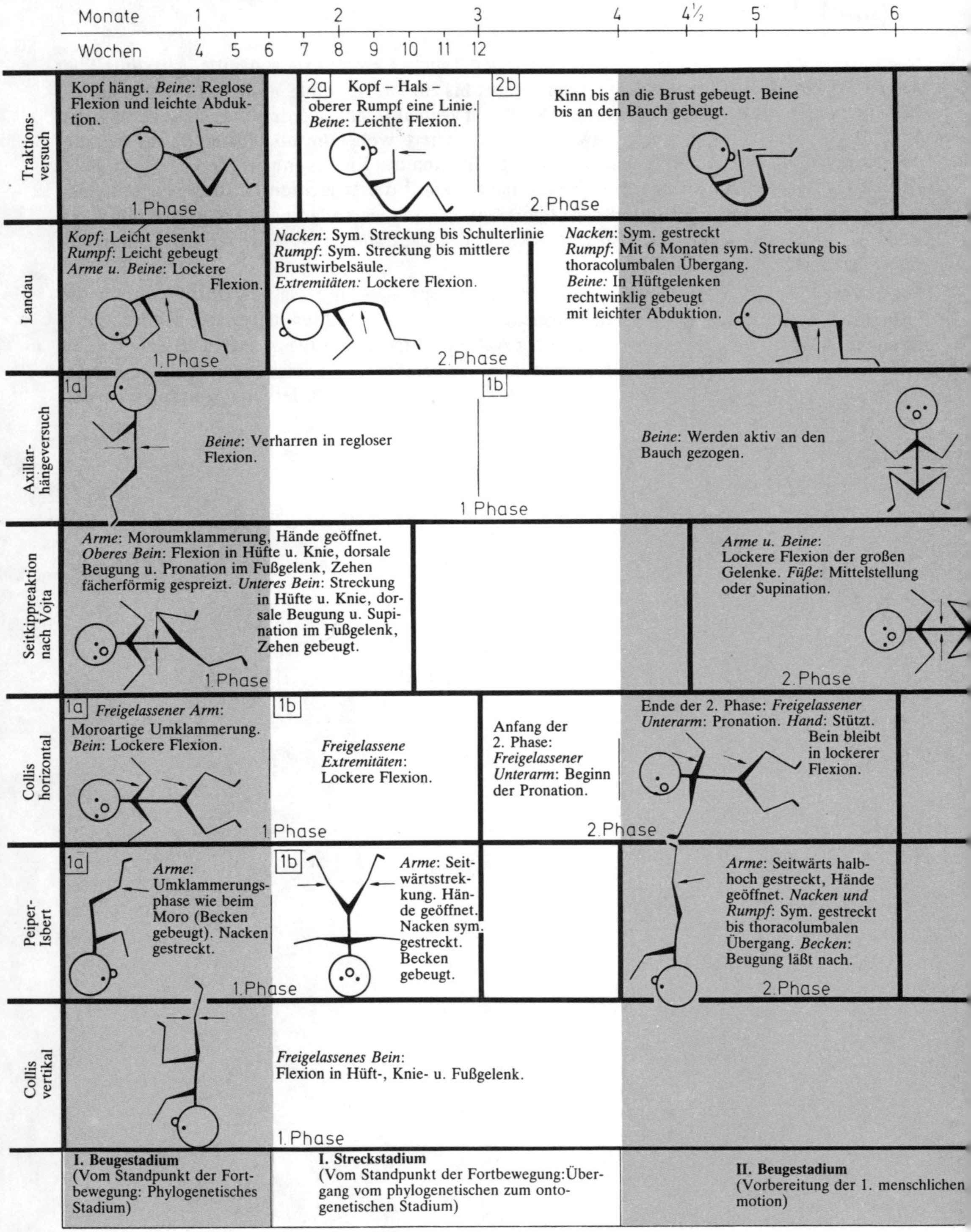

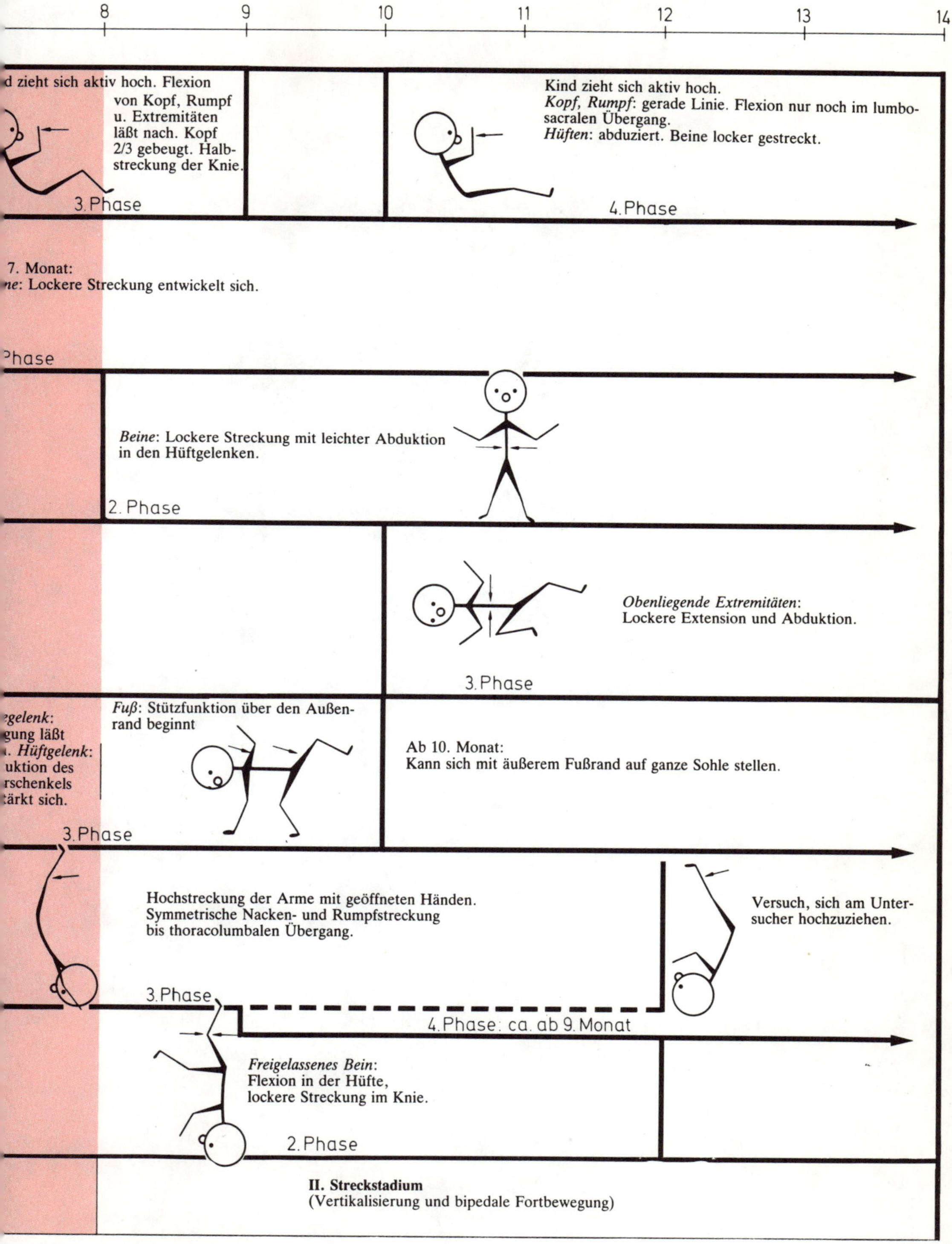

8
9
10
11
12
13
14
d zieht sich aktiv hoch. Flexion von Kopf, Rumpf u. Extremitäten läßt nach. Kopf 2/3 gebeugt. Halbstreckung der Knie.
3. Phase
Kind zieht sich aktiv hoch.
Kopf, Rumpf: gerade Linie. Flexion nur noch im lumbosacralen Übergang.
Hüften: abduziert. Beine locker gestreckt.
4. Phase
7. Monat:
ne: Lockere Streckung entwickelt sich.
Phase
Beine: Lockere Streckung mit leichter Abduktion in den Hüftgelenken.
2. Phase
Obenliegende Extremitäten:
Lockere Extension und Abduktion.
3. Phase
gelenk:
gung läßt
. *Hüftgelenk*:
uktion des
rschenkels
ärkt sich.
Fuß: Stützfunktion über den Außenrand beginnt
Ab 10. Monat:
Kann sich mit äußerem Fußrand auf ganze Sohle stellen.
3. Phase
Hochstreckung der Arme mit geöffneten Händen.
Symmetrische Nacken- und Rumpfstreckung bis thoracolumbalen Übergang.
Versuch, sich am Untersucher hochzuziehen.
3. Phase
4. Phase: ca. ab 9. Monat
Freigelassenes Bein:
Flexion in der Hüfte,
lockere Streckung im Knie.
2. Phase
II. Streckstadium
(Vertikalisierung und bipedale Fortbewegung)

ZWEITER ABSCHNITT

Bewegungsanalysen und Bewegungstherapie

Praktische Beispiele zur Entwicklungsförderung von Säugling und Kleinkind

1. Vorbemerkungen zum Verständnis der Bewegungsanalysen und zum Prinzip der Bewegungsbeeinflussung

Erklärung zu Text und Zeichnungen

Die Analysen der Bewegungsabläufe können zeichnerisch z. T. nur nacheinander dargestellt werden, ohne die Gleichzeitigkeit in dem Maße zu berücksichtigen, wie sie bei spontaner Bewegung beobachtet wird. Aus den Bewegungsanalysen sind „Zeitlupenbewegungen" geworden, die aus der normalen Bewegungsentwicklung entnommen sind und ihr Gerüst darstellen. Konstitution und Körpergröße, die bei bewegungsanalytischen Fragen eine große Rolle spielen, werden nicht berücksichtigt, sondern es werden Bewegungen dargestellt, die auf Säuglinge, Kleinkinder und Erwachsene zutreffen.
Einige Leser werden die Bewegungen an sich selber ausprobieren müssen, um sie zu verstehen, denn für einen Menschen mit gesunder Motorik ist es schwer, die sonst unwillkürlichen Bewegungen bewußt durchzuführen.

Von wenigen Ausnahmen abgesehen, wurde darauf verzichtet, zu den jeweiligen Strichmännchen eine Therapeutin hinzuzufügen, weil ihre Positionen zum Kind verschieden sind. Sie hängen ebenso von der Körpergröße des Kindes, von Art und Grad der Behinderung, wie von Technik und Körpereinsatz der Therapeutin ab. Bei den Bewegungsabläufen wurden nur die Hände der Therapeutin durch Markierungen angegeben. Von den vielen Möglichkeiten ist immer nur eine dargestellt, wie bewegungsauslösende Hilfen gegeben werden können.
In einigen Zeichnungen sind außerdem Pfeile zur Markierung bestimmter Bewegungsrichtungen angegeben.
Am Beispiel (S. 24, 25) soll das Prinzip der Bewegungsbeeinflussung erläutert werden. Die Behandlung des bewegungs- oder haltungsgestörten Kindes muß aktiv sein, d. h. die physiologischen Bewegungen werden so wenig wie möglich passiv von der Therapeutin am Kind durchgeführt.
Beispielhaft für alle anderen Positionen (Bauchlage, Vierfüßlerstand, Kniestand, Halbkniestand, Stand) wird hier Beeinflussung und Regulierung der Kopf- und Rumpfbewegungen durch Armstellung und -bewegung aus dem Vierfüßlerstand gezeigt.
Durch Außen- und Innenrotation des Armes – beide Bewegungen können auch unter Zug durchgeführt werden – können folgende Bewegungen als „weiterlaufende Bewegungen" (Klein-Vogelbach, 12) über den Schultergürtel ausgelöst werden: Extension, Flexion, Lateralflexion des Kopfes und Rumpfes; Rotation des Kopfes und Torsion im Rumpf.

Bei anderen Bewegungsabläufen kann ebenso die Beinstellung und -bewegung die Rumpf- und Kopfbewegung beeinflussen. Auch kann von Kopf und Rumpf aus auf die Extremitätenbewegungen eingewirkt werden.

Bei den beschriebenen Bewegungsabläufen wird nicht zwischen dem Wort „belasten" und „stützen" unterschieden. So heißt es auf S. 31 im Text zur 2. Abbildung: „.... der Oberarm übernimmt die Stützfunktion für den Schultergürtel." Eine Extremität oder eine Körperseite kann belastet werden, ohne daß aktives Stützen entsteht. Die Gelenke werden dann passiv vom Bandapparat gehalten. Unser Ziel bei der Bewegungstherapie ist jedoch, daß aktives Stützen erreicht wird: Aktives Stützen des Schultergürtels auf den Oberarm und des Beckengürtels auf den Oberschenkel.
Von wenigen Ausnahmen abgesehen werden keine Muskelgruppen genannt, weil das den Rahmen des Buches überschreiten würde.
Voraussetzung zum Verständnis der Bewegungsanalysen und zum Prinzip der Bewegungsbeeinflussung sind Kenntnisse der motorischen Entwicklung, wozu sowohl Kenntnisse über die frühkindliche Reflexaktivität als auch über normalen und abnormalen Muskeltonus gehören.

Hilfen am Arm, die Kopf- und Rumpfbewegungen beeinflussen

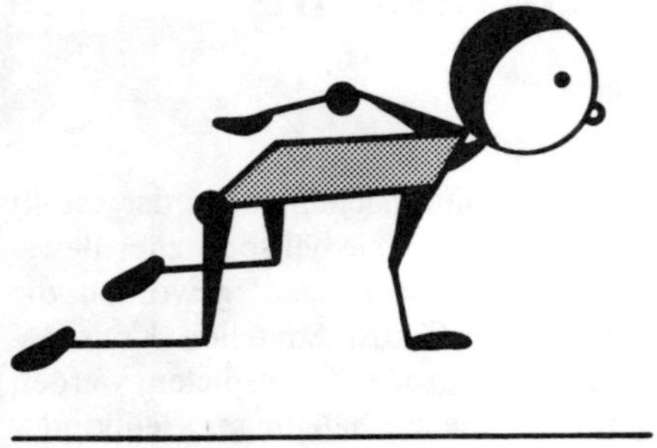

Ausgangsstellung Vierfüßlerstand

Das Kind steht mit gleichmäßiger Belastung auf allen vier Extremitäten. Die Hände stehen senkrecht unter den Schultern und die Knie senkrecht unter den Hüften. Der Rücken ist gerade, der Kopf wird in Mittelstellung gehalten. Eine Hand der Therapeutin hält den entlasteten Arm neben dem Rumpf, die andere liegt auf der gegenüberliegenden Beckenseite.

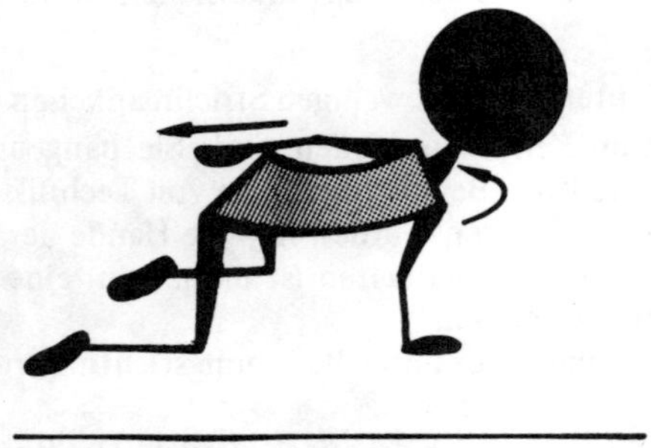

Der Arm wird von der Therapeutin nach hinten gezogen.
Reaktion: Lateralflexion des Kopfes und Rumpfes.

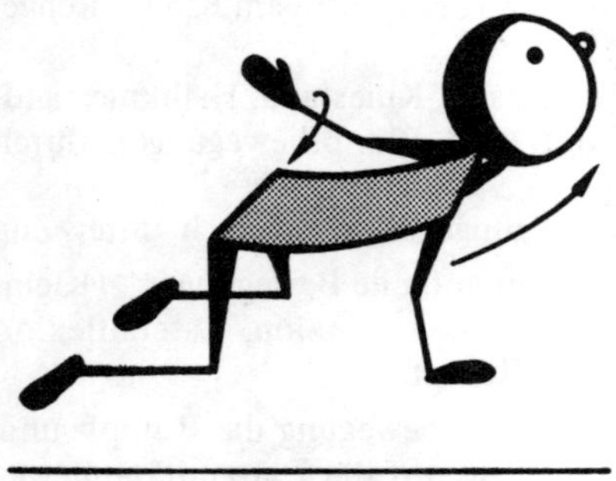

Der linke Arm wird nach außen rotiert.
Reaktion: Extension des Kopfes und Rumpfes.

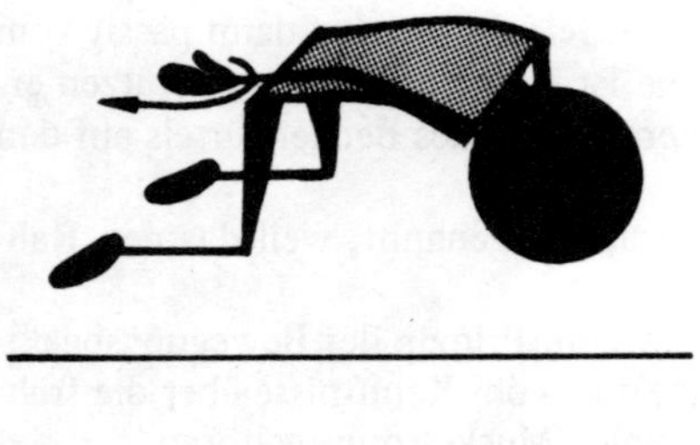

Der rechte Arm wird nach innen rotiert.
Reaktion: Flexion des Kopfes und Rumpfes.

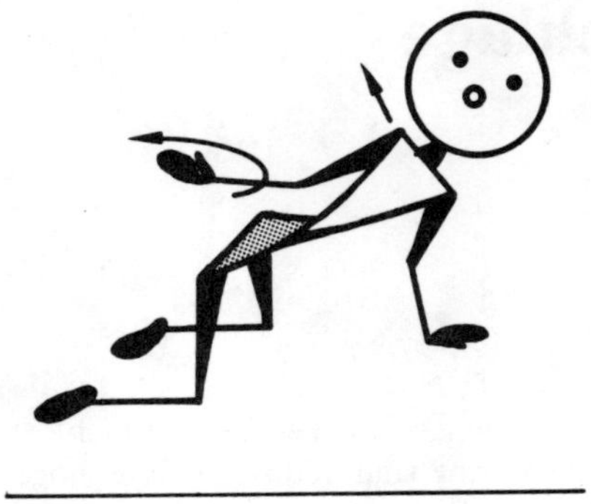

Der rechte Arm wird unter Zug nach außen rotiert.
Reaktion: Extension, Lateralflexion und Torsion im Rumpf. Die rechte Schulter wird nach dorsal aufgedreht. Der Kopf dreht nach rechts.

(Der 90 Grad Winkel zwischen Schultergürtel und Stützarm wurde vergrößert.)

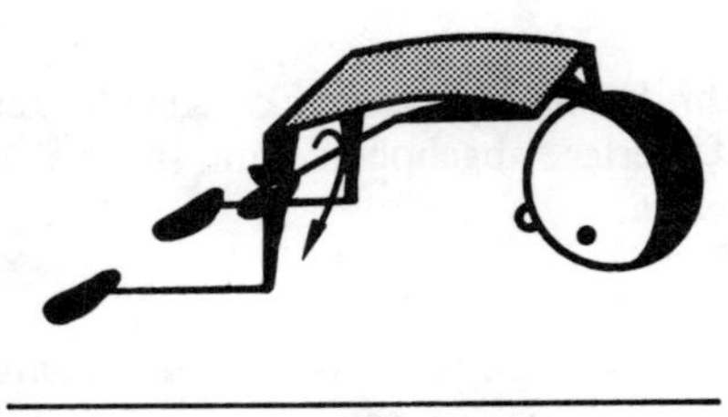

Der rechte Arm wird unter Zug nach innen rotiert.
Reaktion: Flexion des Kopfes und Rumpfes. Die rechte Schulter wird nach ventral gesenkt.

(Der 90 Grad Winkel zwischen Stützarm und Schultergürtel wurde verkleinert. Diese Bewegung kann ohne Torsion im Rumpf vonstatten gehen. Die Bewegung des Schultergürtels auf dem Stützarm wird in diesem Fall durch die Verschiebung der Schulterblätter auf dem Rumpf hervorgerufen).

2. Entwicklung aus der Bauchlage (0 bis 8 Monate)

a) Übersicht *

Alter in Monaten

Ein Neugeborenes liegt in ausgesprochener Beugehaltung. Das Becken berührt nicht die Unterlage. Knie sind unter den Bauch gezogen. Oberarme sind adduziert, Ellenbogen gebeugt, Hände locker gefaustet. Der Kopf liegt auf der Seite und kann einige Sekunden von der Unterlage abgehoben und gedreht werden.

Kopf kann bis 45 Grad von der Unterlage abgehoben werden. Das Kind stützt sich bereits auf die Unterarme (Unterarm – Nabelstütz), die Ellenbogen befinden sich dabei *hinter* den Schultern.

Kind hat keine ausgesprochene Beugehaltung mehr. Hüften sind gestreckt, Knie locker gebeugt. Kopf und Oberkörper werden von der Unterlage abgehoben. Kind stützt sich auf beide Unterarme, die langsam nach vorne wandern.

Kopf kann bis 90 Grad von der Unterlage abgehoben und gehalten werden. Beine sind in den Hüftgelenken gespreizt. Hüften und Knie sind locker gestreckt. Kind stützt selbständig auf beide Unterarme, Ellenbogen befinden sich *vor* den Schultern (Unterarm-Symphysen-Stütz).

Kind stützt sich auf einen Unterarm, die andere Hand ist frei zum Spielen. Beginnt sich vom Bauch über die Seite auf den Rücken zu drehen. In Seitlage beginnt stützende Funktion des Oberschenkels für das Becken.

Beginnt in Bauchlage „Schwimmstellung“ einzunehmen. Stützt sich auf geöffneten Händen mit gestreckten Armen. Beginnt, sich auf eine Hand zu stützen, mit der anderen nach Spielzeug zu greifen. Kann Kopf gegen Schwerkraft halten. Dreht sich vom Bauch auf den Rücken und umgekehrt. Gleichgewichtsreaktionen in der Bauchlage haben sich entwickelt. Beginnt eventuell schon, sich in den Vierfüßlerstand zu stellen.

Kann sich auf eine Hand stützen. Beginnt, sich in Kreisrichtung nach rechts und links zu drehen.

Beginnt, sich robbend fortzubewegen, und kann sich in den Vierfüßlerstand stellen. Zuerst kann es sich in Bauchlage rückwärts schieben, dann kommt die Phase des symmetrischen Vorziehens. Dann folgt alternierendes Robben mit gekreuzter Koordination.

* Die Pfeile sind ein Hinweis auf die mögliche Schwankungsbreite in der normalen Entwicklung.

Lernziele

Sie können:

- In Bauchlage folgende Winkelstellungen des Kopfes im Verhältnis zur Unterlage dem entsprechenden Entwicklungsalter zuordnen
  - 45 Grad
  - 90 Grad
- Unterschiedliche Winkelstellungen der Oberarme zum Körper in Bauchlage erklären und Rückschlüsse auf das Entwicklungsalter des Kindes ziehen
- Beckenhaltungen in Bauchlage im Alter von 0–4 Monaten beschreiben und Altersangaben hierzu machen
- verschiedene Fortbewegungsarten in der Bauchlage mit entsprechender Altersangabe aufzählen
- motorische Voraussetzungen für die Fortbewegung in der Bauchlage erklären, die sich auf das Stützen des Rumpfes auf die unteren und oberen Extremitäten beziehen
- folgende motorische Fähigkeiten beschreiben und mit dem entsprechenden Entwicklungsalter in Beziehung setzen
  - Unterarm-Nabelstütz
  - Unterarm-Symphysenstütz
  - Stützfunktion des Oberschenkels für das Becken
  - Stützfunktion der Oberarme für den Schultergürtel
- Lebensalter angeben, in dem das Kind
  - sich symmetrisch auf beide Unterarme stützt
  - beginnt, sich auf einen Unterarm zu stützen, um mit dem anderen Arm nach Spielzeug zu greifen

b) Vorschläge, Kopfbewegungen aus der Bauchlage auszulösen

Im folgenden werden Beispiele für eine physiologische Kopfhaltung und -bewegung in der Bauchlage gezeigt. *Hierbei wird gleichzeitig auf die richtigen Rumpf- und Extremitätenbewegungen geachtet.*

Ein Kind muß seinen Kopf im Verhältnis zu Rumpf und Extremitäten koordiniert bewegen können. Wenn es seine Kopfstellung und -bewegung beherrschen lernt, d. h. seinen Kopf gegen die Schwerkraft aufzurichten und die Augen in die Waagrechte zu bringen, entwickeln sich gleichzeitig Rumpf- und Extremitätenbewegungen, damit bei Bewegungsabläufen das Gleichgewicht koordiniert gehalten werden kann.

Auf beide Unterarme stützen und Kopf heben

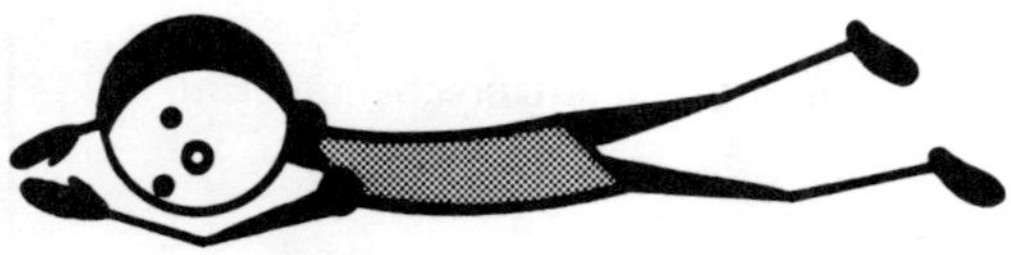

Ausgangsstellung Bauchlage

Das Kind liegt auf dem Bauch. Die Schultern und Hüften berühren die Unterlage. Der Kopf ist zur Seite gedreht. Die Ellenbogen sind gebeugt, die Hände geöffnet. Die Beine sind in lockerer Extension und in den Hüftgelenken leicht abduziert. Die Hände der Therapeutin liegen auf den Schultern des Kindes.

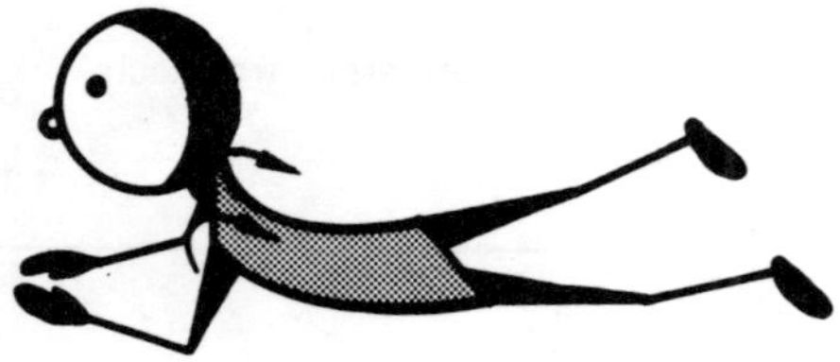

Durch Druck der Schultern nach caudal gegen den Rumpf, verbunden mit leichtem Abheben des Oberkörpers von der Unterlage, wird der Kopf abgehoben und in Mittelstellung gehalten. (Mundspalte ist waagrecht, Scheitel zeigt nach oben.) Das Kind zieht beide Hände nach hinten und stützt sich auf beide Unterarme, die flach auf der Unterlage liegen.

Kopf und einen Arm abheben

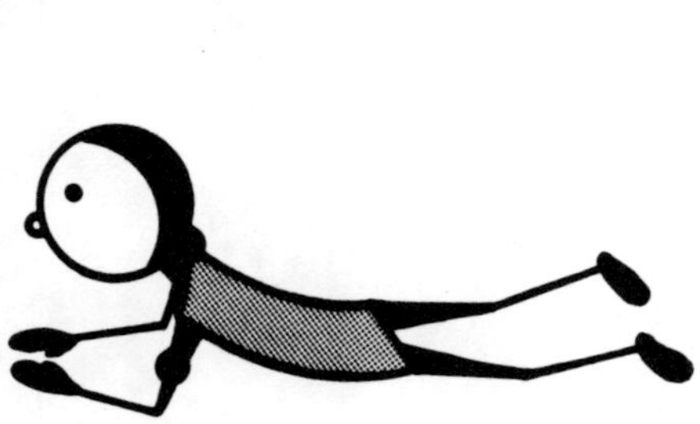

Ausgangsstellung Bauchlage Unterarmstütz

Das Kind stützt sich auf beide Unterarme, die flach auf der Unterlage liegen. Der Kopf wird gegen die Schwerkraft aufrecht gehalten. Die Beine sind in lockerer Extension und in den Hüftgelenken leicht abduziert. Das Becken berührt die Unterlage. Die Therapeutin hält das Kind an der rechten Schulter und am linken Oberarm.

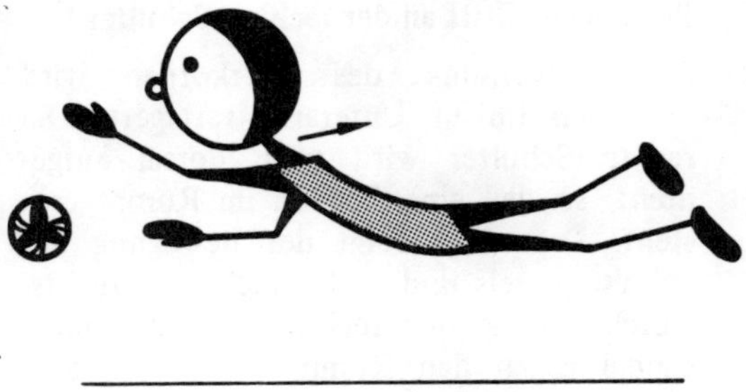

Der Schwerpunkt des Schultergürtels wird seitlich über den rechten Unterarm verlagert. Der linke Unterarm kann entlastet, nach vorne abgehoben und in der Luft gehalten werden.

Kopf und beide Arme abheben

Die folgende Bewegung ist in der normalen Bewegungsentwicklung selten zu beobachten, weil ein Kind sich meistens auf einen Unterarm stützt, um mit dem anderen nach einem Gegenstand zu greifen. Die Bewegung wird trotzdem hier dargestellt, um die Beeinflussung der Kopf- und Rumpfbewegungen durch die Armstellung und -bewegung zu zeigen.

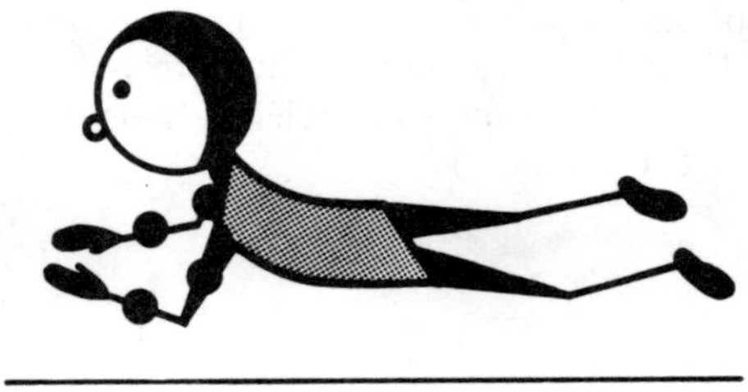

Ausgangsstellung Bauchlage Unterarmstütz

Das Kind stützt sich auf beide Unterarme, die flach auf der Unterlage liegen. Der Kopf wird gegen die Schwerkraft aufrecht gehalten. Die Beine sind in lockerer Extension und in den Hüftgelenken leicht abduziert. Das Becken berührt die Unterlage. Die Therapeutin hält das Kind an beiden Unter- oder Oberarmen.

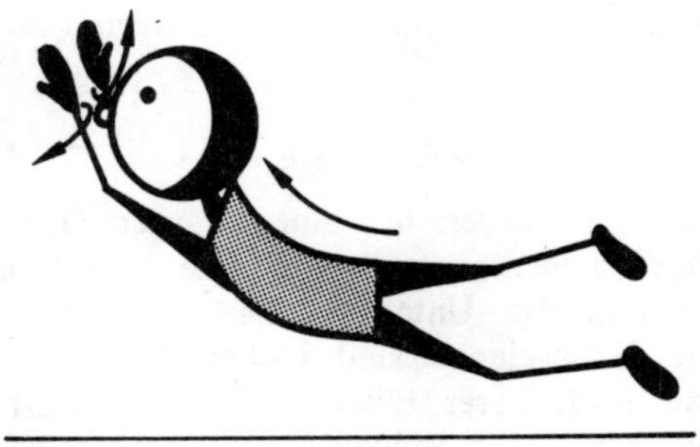

Beide Arme werden von der Unterlage abgehoben und nach außen rotiert. Kopf und Oberkörper folgen der Bewegung der Arme und kommen vermehrt in Extension. Durch die Außenrotation wird die Extension von Kopf und Rumpf erleichtert.

Kopf heben und drehen

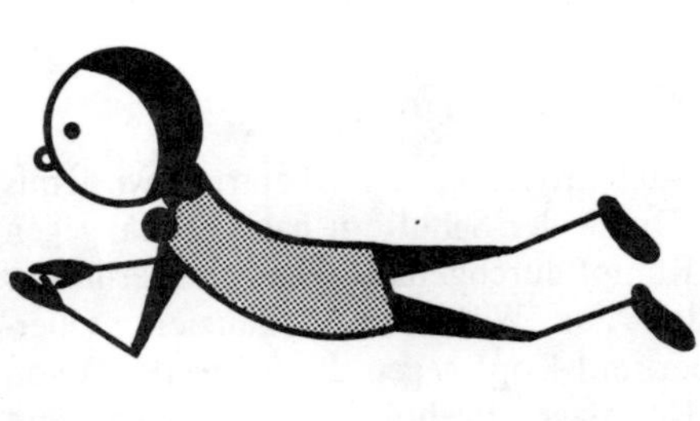

Ausgangsstellung Bauchlage Unterarmstütz

Das Kind stützt sich auf beide Unterarme, die flach auf der Unterlage liegen. Der Kopf wird gegen die Schwerkraft aufrecht gehalten. Die Beine sind in lockerer Extension und in den Hüftgelenken leicht abduziert. Das Becken berührt die Unterlage. Die Therapeutin hält das Kind an beiden Schultern.

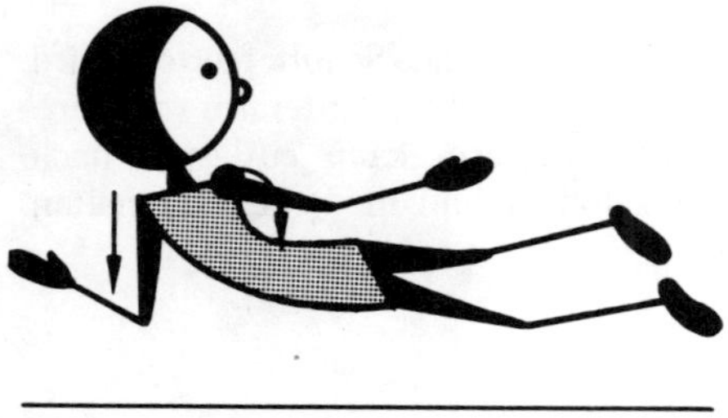

Proximaler Griff an der rechten Schulter

Der Schwerpunkt des Oberkörpers wird über den linken Unterarm verlagert. Die rechte Schulter wird nach dorsal aufgedreht, so daß eine Torsion im Rumpf entsteht. Der Kopf folgt der Bewegung des Schultergürtels und dreht auch nach rechts. Durch Druck der rechten Schulter nach caudal gegen den Rumpf kontrahiert sich die rechte Rumpfseite und nähert sich an, während sich die linke in Dehnung anspannt.

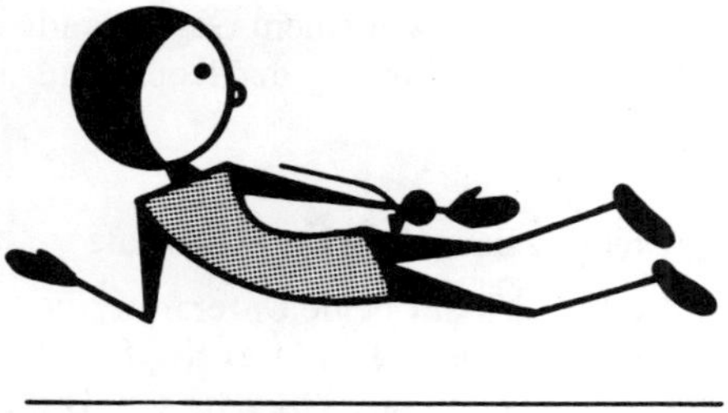

Distaler Griff am rechten Unterarm

Unter Zug werden Arm und Schulter des nach hinten gehaltenen Armes nach außen rotiert. Die rechte Rumpfseite kontrahiert sich und Kopf und Schultergürtel drehen nach rechts. Bei Gewichtsverlagerung des Rumpfes auf die linke Seite wird die Amphibienreaktion ausgelöst (siehe Kap. 5).

Kopf und beide Arme neben dem Körper abheben

Die folgende Bewegung ist in der normalen Bewegungsentwicklung nicht zu beobachten. Sie wird dargestellt, um die Beeinflussung der Kopfbewegung durch Armhaltung und -bewegung zu zeigen.

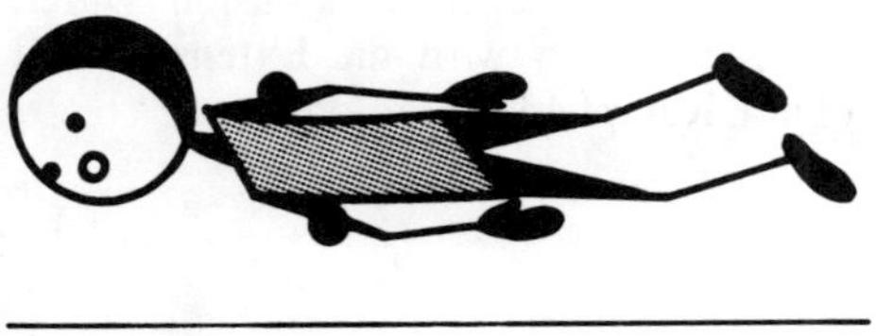

Ausgangsstellung Bauchlage

Die Arme liegen bei innenrotierten Oberarmen neben dem Rumpf. Die Schultern berühren die Unterlage. Die Ellenbogen- und Handgelenke sind locker. Die Beine sind in lockerer Extension, in den Hüftgelenken leicht abduziert. Das Becken berührt die Unterlage. Der Kopf ist zur Seite gedreht. Die Hände der Therapeutin liegen an beiden Oberarmen.

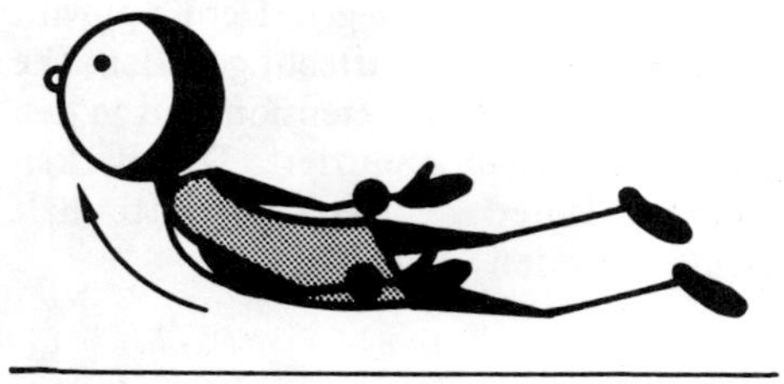

Die Außenrotation der Oberarme wird mit dem Druck der Schultern nach caudal gegen den Rumpf durchgeführt. Die Schulterblätter werden zur Wirbelsäule adduziert, Oberkörper und Kopf gegen die Schwerkraft von der Unterlage abgehoben. Das gleiche kann distal mit Griff an den Unterarmen durchgeführt werden.

c) Vorschläge, Kopfbewegungen aus der Seitlage auszulösen

Ab 4./5. Lebensmonaten benutzt ein Kind die Seitlage, um sich z. B. von der Bauchlage auf den Rücken oder von der Rückenlage auf den Bauch zu drehen. Etwas später bewegt es sich von der Rückenlage auf die Seite, um sich anschließend zum Sitzen hochzustützen.
Im folgenden Beispiel werden Anregungen gegeben, die Kopfhaltung in der Seitlage zu üben. Hierbei wird besonders auf die Lateralflexion des Kopfes gegen die Schwerkraft und auf die Rotation des Kopfes aufmerksam gemacht. Außerdem wird auf die richtigen Rumpf- und Extremitätenbewegungen geachtet, die dem Kopf die richtigen Bewegungen erleichtern.

Kopf heben und drehen

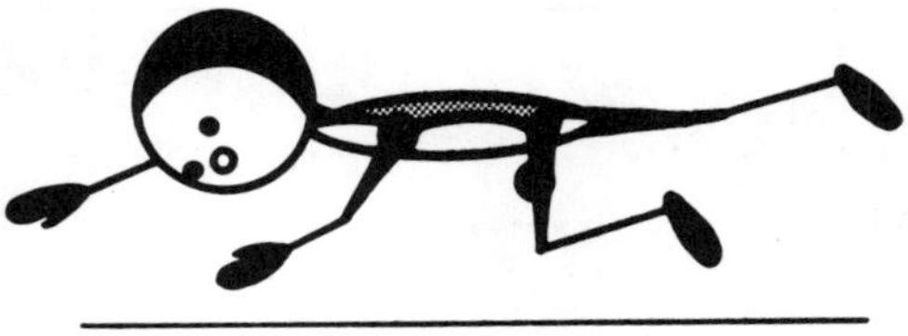

Ausgangsstellung Seitlage

Das Kind liegt mit dem Kopf auf dem unteren Arm. Das untere Bein ist in lockerer Extension, während das obere in Hüft- und Kniegelenk locker flektiert ist. Die Therapeutin hält das Kind an den oben liegenden Extremitäten, am Oberschenkel und an der Schulter.

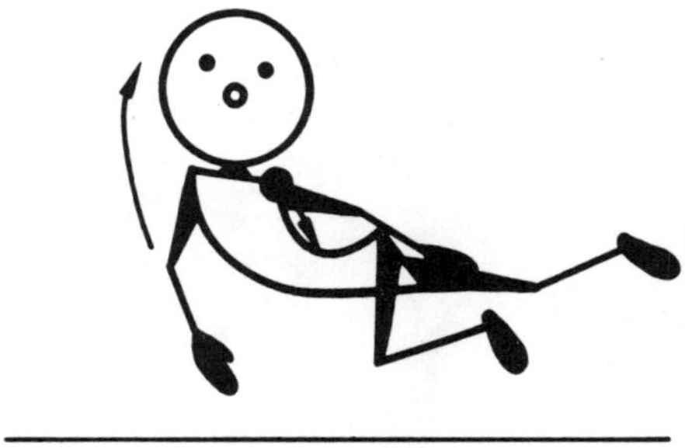

Proximaler Griff an der Schulter

Die obere Schulter (links) wird nach caudal gegen den Rumpf gezogen, so daß sich die obere Rumpfhälfte im Gegensatz zur unteren verkürzt. Der Kopf wird automatisch von der Unterlage abgehoben und bewegt sich wie der Rumpf in eine Lateralflexion nach links. Der untere Arm wird an den Rumpf gezogen und der Oberarm übernimmt die Stützfunktion für den Schultergürtel.

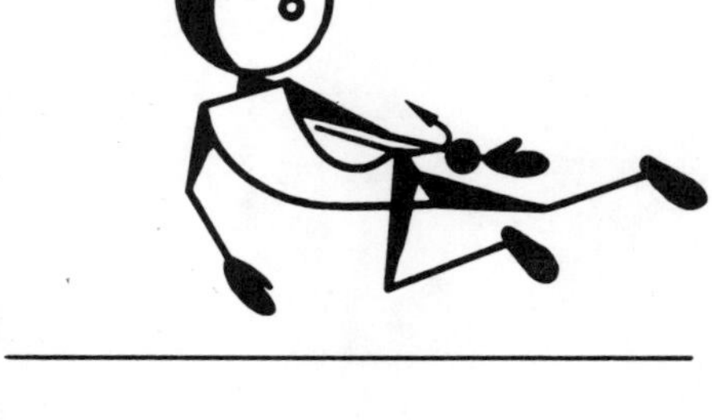

Distaler Griff am Unterarm

Durch Zug am oben liegenden Unterarm nach caudal wird die Schulter gegen den Rumpf gezogen. Durch Außenrotation von Arm und Schulter kann die Rotation des Kopfes nach links beeinflußt werden.

Lernziele

Sie können:

- Ausgangsstellung in Bauch- und Seitlage exakt beschreiben
- mögliche Griffe der Therapeutin angeben, die Kopfbewegungen auslösen
  - aus der Bauchlage
  - aus der Seitlage
- Griffvarianten entwickeln, die in Bauch- und Seitlage Kopf-, Rumpf- und Extremitätenbewegungen beeinflussen
- Zusammenhang zwischen Armbewegungen herausfinden, die in der Bauch- und Seitlage bestimmte Kopf- und Rumpfbewegungen auslösen

3. Entwicklung aus der Rückenlage (0 bis 10 Monate)

a) Übersicht

Alter in Monaten

1 Ein Neugeborenes hat Arme und Beine in Beugestellung. Kopf ist zur Seite gedreht. Strampeln immer alternierend oder mit beiden Beinen symmetrisch (bis 12. Woche)

2 Oft asymmetrische Haltung von Kopf und Armen. Kopf kann einige Augenblicke in Mittelstellung gehalten werden. Beine werden gebeugt in der Luft gehalten.

3 Zeitweilig noch asymmetrische Haltung des Kopfes. Kopf kann von der rechten auf die linke Seite gedreht werden. Eventuell dreht Kind schon auf die Seite. Grobe Greifbewegungen mit ganzer Hand beginnen. Mit 10 Wochen Hand-Hand-Koordination, mit 12 Wochen Hand-Mund-Augen-Koordination.

4 Kind zeigt symmetrische Haltung. Bei Kopfdrehung Stellung der Arme nur noch selten asymmetrisch. Kann sich auf die Seite drehen. Strampeln hat alternierenden Charakter verloren, jetzt auch nur mit einem Bein möglich.

5 Breitet Arme aus, um hochgenommen zu werden.

6 In Rückenlage symmetrische Beugung beider Beine in Hüft- und Kniegelenken. Hebt Kopf aus Rückenlage nach vorne, steckt Füße in den Mund (Hand-Fuß-Koordination). Rollt vom Rücken auf den Bauch. Die Torsion im Rumpf hat sich entwickelt. Durch Rotation des Rumpfes über die Unterlage kommt erste Fortbewegung zustande.

7 8 Hand-Fuß-Augen-Mund-Koordination.

9 10 Kommt aus Rückenlage über Bauchlage in den Vierfüßlerstand zum Sitzen. Kommt aus der Rückenlage über die Seite mit Unterarm- und Handstütz zum Sitzen. Beginnt, sich kriechend fortzubewegen.

Lernziele

Sie können:

- Die Haltungsveränderung eines Kindes in Rückenlage im Zeitraum von 0–4 Monaten erklären bezüglich
  - Kopfhaltung
  - Armhaltung
  - Beinhaltung
- angeben, wie und wann sich folgende Bewegungsabläufe vollziehen
  - von Rücken- in Seitlage
  - von Seit- in Bauchlage
  - von der Seitlage in den Vierfüßlerstand
  - vom Vierfüßlerstand zum Sitzen und Krabbeln
- Zeitangaben machen, wann sich folgende Funktionen entwickeln
  - Hand-Mund-Koordination
  - Hand-Mund-Augen-Koordination
  - Hand-Fuß-Koordination

b) Vorschläge, Kopfbewegungen aus der Rückenlage auszulösen

In diesem Kapitel werden einige Vorschläge gemacht, unter Berücksichtigung der richtigen Rumpf- und Extremitätenbewegungen die Kopfhaltung aus der Rückenlage zu üben.

Kopf heben und anbeugen

Die folgende Bewegung wird lediglich zum Auslösen der richtigen Kopfhaltung durchgeführt, nicht aber, um den Bewegungsablauf vom Liegen zum Sitzen zu trainieren (Bewegungsabläufe vom Liegen zum Sitzen siehe übernächstes Beispiel und Kapitel 9).

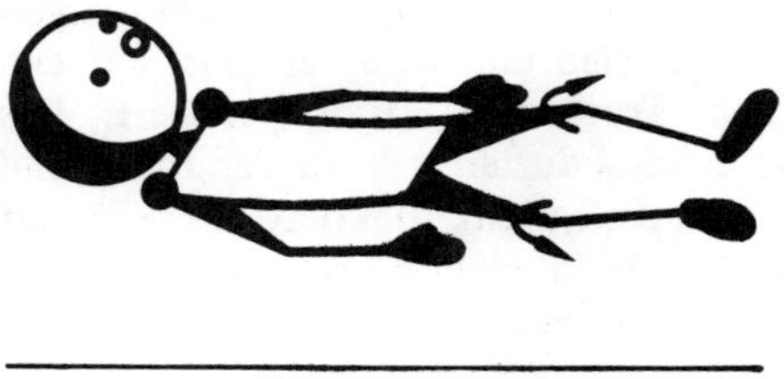

Ausgangsstellung Rückenlage

Der Kopf ist in Mittelstellung ohne Überstreckung der Halswirbelsäule. Der Rumpf ist gestreckt. Die Arme liegen locker neben dem Körper. Die Beine sind in lockerer Extension, in den Hüftgelenken leicht abduziert und nach außen rotiert. Die Therapeutin hält das Kind an beiden Schultern.

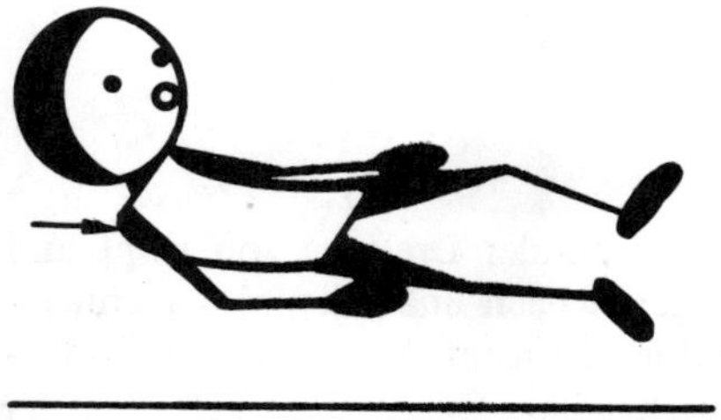

Die Schultern werden nach caudal gegen den Rumpf gezogen, um die Beugung des Kopfes zu erleichtern. Der Schultergürtel wird etwas von der Unterlage abgehoben und der Kopf wird flektiert.

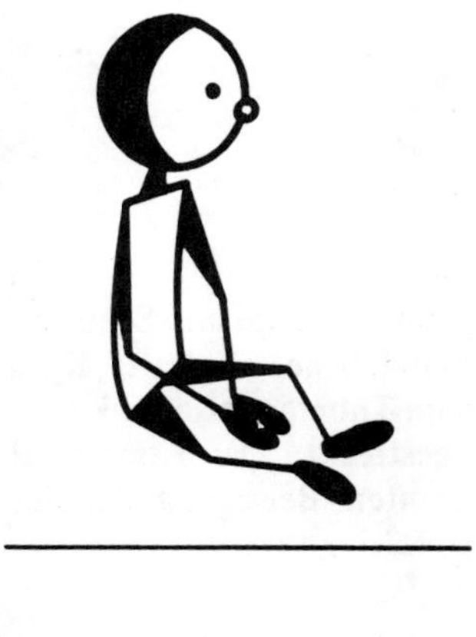

Wird die Bewegung weitergeführt, kommt das Kind zum Sitzen. Die Beine werden dabei in den Hüftgelenken abduziert und außenrotiert, in den Kniegelenken locker gebeugt. Der Rumpf wird bei gestrecktem Rücken senkrecht über das Becken gebracht.

Über die Seite zum Sitzen kommen

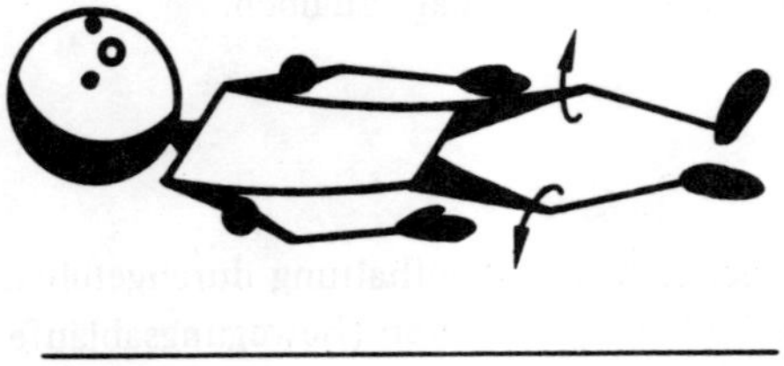

Ausgangsstellung Rückenlage

Der Kopf ist in Mittelstellung ohne Überstreckung der Halswirbelsäule. Der Rumpf ist gestreckt. Die Arme liegen locker neben dem Körper. Die Beine sind in lockerer Extension, in den Hüftgelenken leicht abduziert und nach außen rotiert. Die Therapeutin hält das Kind an beiden Oberarmen.

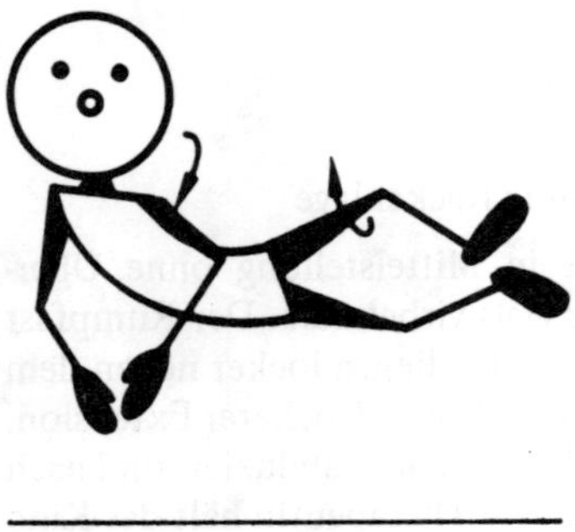

Der Schultergürtel wird nach rechts gedreht. Der Kopf dreht nach rechts, wird von der Unterlage abgehoben und beugt sich. Das Kind stützt auf den rechten Unterarm. Das Becken folgt der Bewegung des Schultergürtels aktiv nach und wird vermehrt auf den rechten Trochanter major verlagert. Das linke Bein abduziert sich in der Hüfte und wird im Kniegelenk flektiert. Der Rumpf bewegt sich in eine Flexion und Lateralflexion nach links.

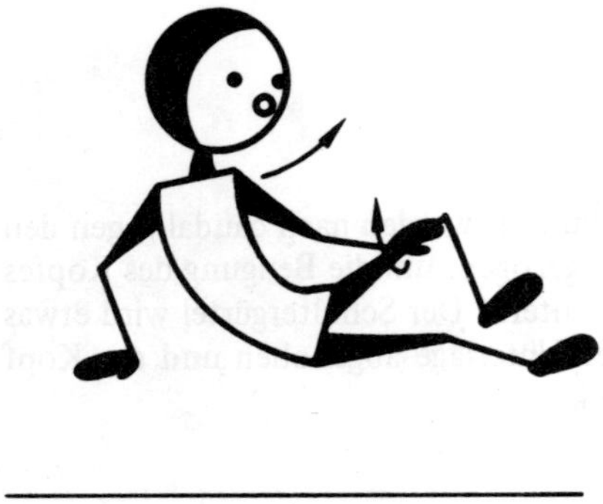

Mit anschließender Drehung von Kopf und Schultergürtel nach links, die mit zunehmender Flexion von Kopf, Rumpf und Hüftgelenken durchgeführt wird, verlagert sich der Stütz vom Unterarm auf die Hand. Das linke Bein wird im Hüftgelenk abduziert.

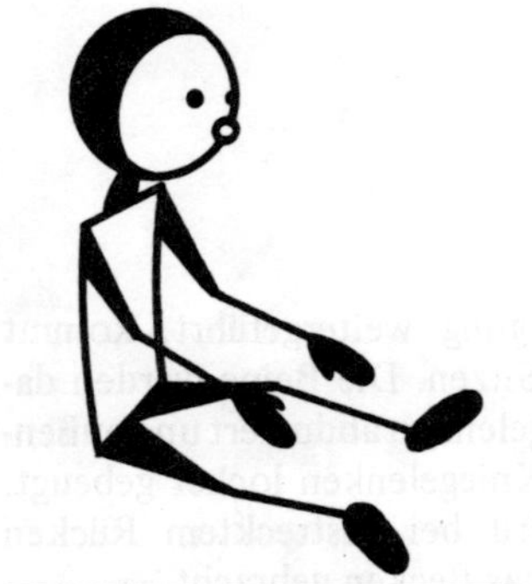

Bei weiterer Drehung von Kopf und Schultergürtel in die Frontalebene, sitzt das Kind senkrecht auf beiden Tubera ossis ischii.
Der Rücken ist gestreckt. Der Kopf wird während des gesamten Bewegungsablaufes aufrecht gehalten.

Lernziele

Sie können:

- die erforderlichen Kopfbewegungen nennen, die ein Kind ausführen muß, um aus der Rückenlage zum Sitzen zu gelangen
- einen fortlaufenden Bewegungsablauf von Rücken- über Seitlage zum Sitzen erklären mit besonderer Berücksichtigung der Rumpf- und Extremitätenbewegungen
- Unterarm- und Handstütz während des Bewegungsablaufes von Rückenlage zum Sitzen zeitlich einordnen
- die Stützfunktion des Oberschenkels für das Becken beim Bewegungsablauf „über die Seite zum Sitzen kommen" zeitlich einordnen

4. Entwicklung der Kopfbewegungen beim Sitzen (0 bis 6 Monate)

a) Übersicht

Alter in Monaten

1 — *Passives Hochziehen zum Sitzen*: Kopf bleibt zurück. Kopf fällt im Sitzen nach vorne. Rücken ist gleichmäßig rund. Beine sind flektiert, die Hüften leicht abduziert.

2 — *Passives Hochziehen zum Sitzen*: Kopf wird ruckweise mit nach vorne genommen.

3 — Kopf erreicht beim Hochziehen Linie des Rumpfes.

4 — *Passives Hochziehen zum Sitzen:* Kopf wird aktiv bis zum Brustbein mit nach vorne genommen. Beine bei Abduktion der Hüftgelenke bis an den Bauch gebeugt.

5 — Kopf wird im unterstützten Sitzen aufrecht und in alle Richtungen sicher bewegt.

6 — Kind hilft beim Aufsetzen, indem es sich mit seinen Händen an den Händen der Mutter festhält, Ellenbogen und Kopf anbeugt. Beginnt sich im Sitzen nach vorne abzustützen.

Lernziele

Sie können:

- Entwicklungsalter angeben, in dem beim passiven Hochziehen zum Sitzen folgende Kopfbewegungen erscheinen
  - Kopf hängt
  - Kopf wird ruckweise nach vorne genommen
  - Kopf und Halswirbelsäulen erreichen Linie des Rumpfes
  - Kopf wird bis zum Brustbein gebeugt
- Entwicklungsalter angeben, in dem beim unterstützten Sitzen folgende Kopfbewegungen erscheinen
  - Kopf fällt nach vorne
  - Kopf wird sicher in alle Richtungen bewegt
- Beinbewegungen während des passiven Hochziehens zum Sitzen im Alter von 0–4 Monaten beschreiben und Altersangaben hierzu machen

b) Vorschläge, Kopfbewegungen im Sitzen auszulösen

Gewichtsverlagerung nach allen Seiten

Durch Gewichtsverlagerungen im Sitzen ist die Möglichkeit gegeben, die aufrechte Kopfhaltung gegen die Schwerkraft zu üben. Neben entsprechenden Kopfbewegungen werden hierdurch u. a. Rumpfbeweglichkeit, Stützreaktionen der Arme und bestimmte Beinbewegungen geschult. Beispiele für *Gewichtsverlagerungen im Sitzen,* bei denen sich das Kind mit ein oder zwei Händen abstützt, werden S. 66–71 dargestellt.

Andere Möglichkeiten, die Kopfhaltung im Sitzen zu üben, werden bei den *Gleichgewichtsreaktionen im Sitzen* S. 92–94 beschrieben. Das Kind stützt sich dabei mit den Händen nicht auf die Unterlage.
Anbahnung der Kopfbewegungen unter Beachtung koordinierter Bewegungen des übrigen Körpers, siehe auch S. 28–33.

5. Entwicklung der Amphibienreaktion

a) Allgemeines

Ein Neugeborenes strampelt in der Rückenlage in wechselseitiger (reziproker) Bewegung, dabei bleiben die Beine vermehrt in Beugung. Je älter es wird, desto heftiger strampelt es, und in einem Alter von 3 Monaten sind die Hüften beim Strampeln gestreckt.
Die Amphibienreaktion betrifft beide Beine in Bauchlage: Das eine beugt sich, das andere streckt sich zur gleichen Zeit.

Die abwechselnde Beinbewegung wird bei jeder physiologischen, gut koordinierten Fortbewegungsart benutzt. Die wechselseitige Bewegung betrifft nicht nur die Beine, sondern ebenso Rumpf und obere Extremitäten.
Die reziproke Form der Bewegung ist Voraussetzung für eine harmonische Form des Rollens (S. 47–53), des Robbens auf dem Bauch (S. 74–75) und später des Krabbelns auf allen Vieren (S. 106) und des Gehens (S. 144–147).

Gewichtsverlagerung und Rumpfbewegungen bei der Amphibienreaktion (!)

Die Amphibienreaktion wird aus der Bauchlage durch leichte Gewichtsverlagerung des Beckens (oder des ganzen Rumpfes) auf eine Seite ausgelöst. Durch die seitliche Gewichtsverlagerung kommt es zu einer *Dehnung der belasteten Rumpfseite* und zu einer *Verkürzung der entlasteten Rumpfhälfte.* Diese Lateralflexion des Rumpfes erleichtert die Bewegungen der Beine: Das Bein der gedehnten und belasteten Rumpfhälfte streckt sich, das Bein der kontrahierten und entlasteten Rumpfhälfte beugt sich.
Mit der Amphibienreaktion werden die ersten Gleichgewichtsreaktionen in der Bauchlage geübt. Während sich diese entwickeln, beginnen auch die Aufrichtevorgänge. Das Kind beginnt, sich zuerst auf die Unterarme, dann auf die Hände zu stützen. Dann folgt die Aufrichtefunktion und Stützfunktion des Beckengürtels: Das Kind stützt sich auf die gebeugten Beine und kommt in den Vierfüßlerstand.
Im folgenden Kapitel werden Vorschläge gemacht, die Amphibienreaktion aus der Bauchlage mit nach *vorne gestreckten Armen* (ohne Unterarmstütz) und aus der Aufrichtung im Schultergürtel mit *aufgestützten Unterarmen* zu üben.

b) Vorschläge, Amphibienreaktion auszulösen (Vorbereitung für das Robben)

Amphibienreaktion, reziproke Bewegung der Beine in Bauchlage

Auslösen der Amphibienreaktion von der Rumpfmitte (ohne Unterarmstütz)

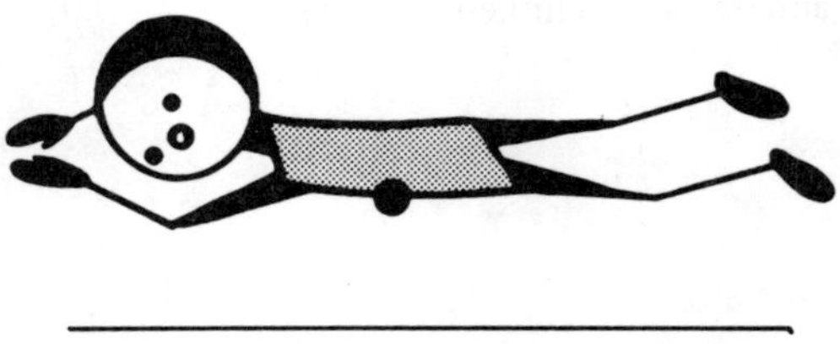

Ausgangsstellung Bauchlage

Die Arme liegen vor dem Rumpf. Die Schultern berühren die Unterlage, die Ellenbogen- und Handgelenke sind locker gestreckt. Die Beine sind in lockerer Extension, in den Hüftgelenken leicht abduziert. Das Becken berührt die Unterlage. Der Kopf ist zur Seite gedreht. Die Therapeutin hält das Kind an der Rumpfmitte.

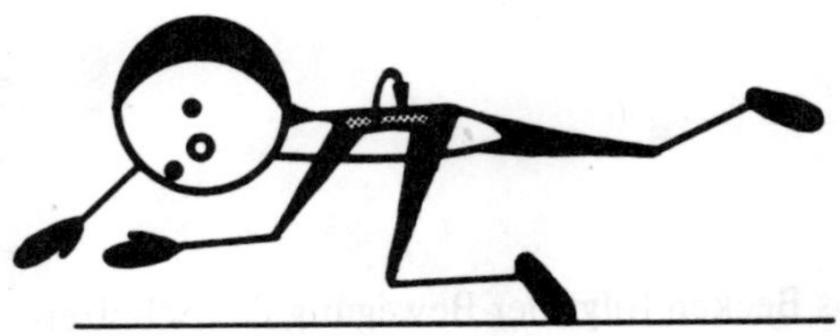

Das Kind wird von der Rumpfmitte aus leicht auf die rechte Seite gedreht. Die linke Körperhälfte wird dadurch von der Unterlage abgehoben. Hüfte und Knie des linken Beines werden gebeugt, während das rechte Bein locker gestreckt bleibt. Der Kopf liegt in Mittelstellung auf der unteren Schulter.

Der Bewegungsablauf führt dahin, daß folgende Bewegungen gleichzeitig entstehen:

Das obere Bein bewegt sich in Hüft- und Kniegelenk in Flexion.
Das untere Bein bewegt sich in allen Gelenken in Extension. Die Beinbewegungen werden durch leichte Lateralflexion des Rumpfes erleichtert.

Auslösen der Amphibienreaktion von den Schultern (ohne Unterarmstütz)

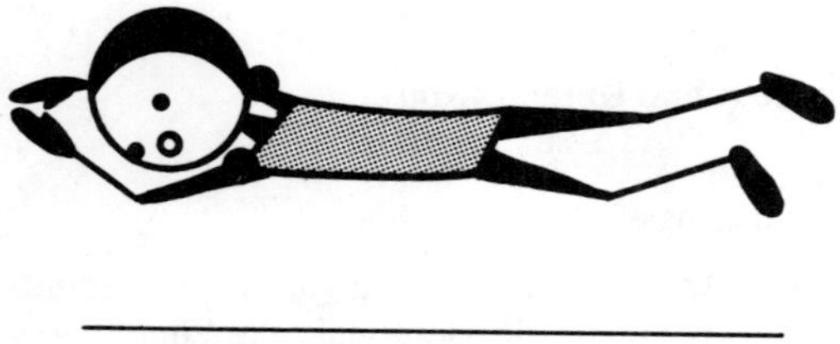

Ausgangsstellung Bauchlage

Die Arme liegen vor dem Rumpf. Die Schultern berühren die Unterlage, die Ellenbogen und Handgelenke sind locker gestreckt. Die Beine sind in lockerer Extension und in den Hüftgelenken leicht abduziert. Das Becken berührt die Unterlage. Der Kopf ist zur Seite gedreht. Die Therapeutin hält das Kind mit einer Hand den rechten Oberarm, mit der anderen an der linken Schulter.

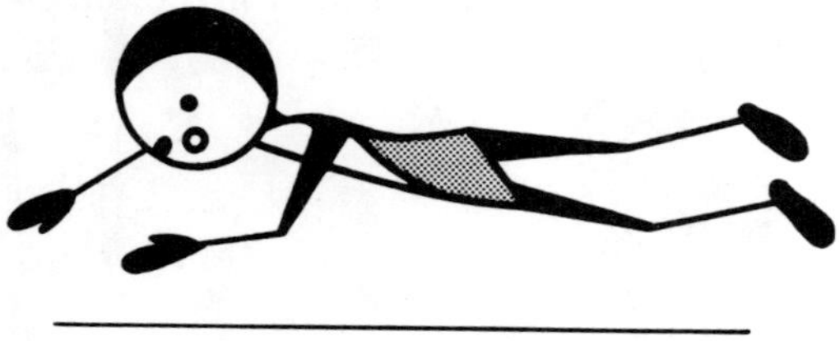

Die linke Schulter wird nach dorsal aufgedreht. Im Rumpf entsteht eine Torsion.

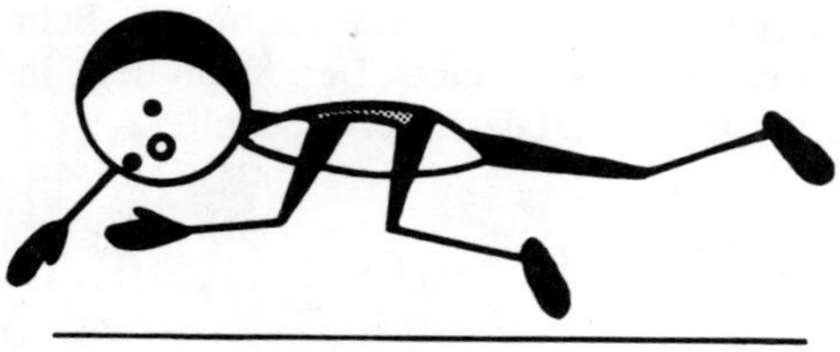

Das Becken folgt der Bewegung des Schultergürtels nach und wird auch nach dorsal aufgedreht. Das linke Bein bewegt sich im Hüft- und Kniegelenk in eine Flexion. Im Rumpf entsteht eine Lateralflexion.

Folgende Hilfen können für die richtigen Reaktionen ausschlaggebend sein:
Durch Zug des belasteten Oberarmes nach cranial und Stauchen der entlasteten Schulter nach caudal, wird eine Lateralflexion des Rumpfes erleichtert. Die Lateralflexion löst in Verbindung mit der Torsion im Rumpf und der Drehung des Rumpfes auf eine Seite, die Streckung des Beines der gedehnten Seite und die Beugung des Beines der kontrahierten Seite aus.

Auslösen der Amphibienreaktion von der Rumpfmitte (mit Unterarmstütz)

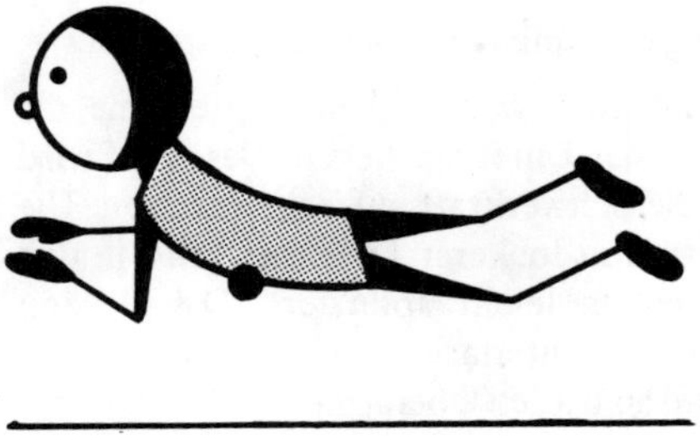

Ausgangsstellung Bauchlage Unterarmstütz

Das Kind stützt sich auf beide Unterarme, die flach auf der Unterlage liegen. Der Kopf wird gegen die Schwerkraft aufrecht gehalten. Die Beine sind in lockerer Extension und in den Hüftgelenken leicht abduziert. Das Becken berührt die Unterlage. Die Therapeutin hält das Kind an der Rumpfmitte.

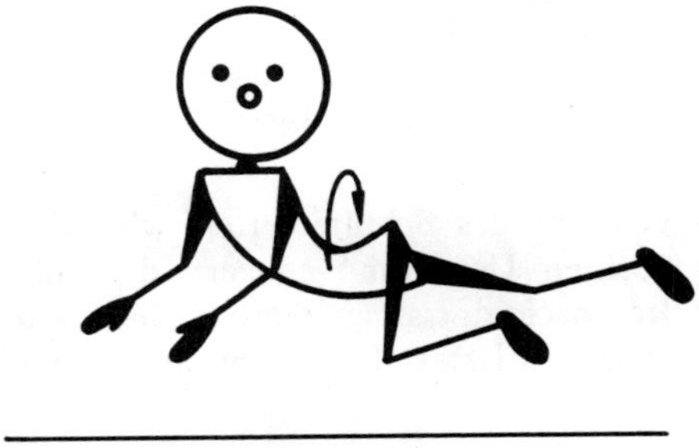

Der Rumpf wird von der Rumpfmitte aus auf die rechte Seite gedreht.
Die linke Beckenhälfte wird von der Unterlage abgehoben. Hüft- und Kniegelenk des linken Beines werden flektiert, während das rechte Bein in lockerer Extension bleibt. Das Kind stützt sich auf rechten Unterarm und rechtes Hüftgelenk. Die obere Rumpfseite nähert sich an, die untere wird in Dehnung aktiviert.

Im Vergleich zu den vorangegangenen Beispielen auf S. 41 und 42 wird die Bewegung mit stärkerer Extension und Lateralflexion von Kopf und Rumpf durchgeführt, weil das Kind sich auf die Unterarme stützt. Der Bewegungsablauf demonstriert den Beginn des Drehens von der Bauch- in die Rückenlage, der auf S. 48 und 49 beschrieben wird.

Auslösen der Amphibienreaktion von den Schultern (mit Unterarmstütz)

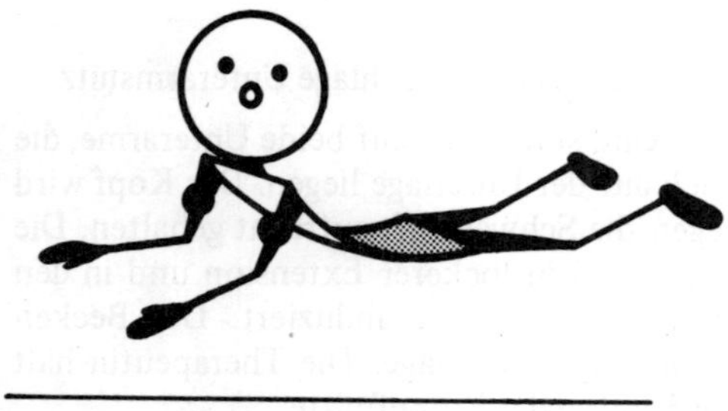

Ausgangsstellung Bauchlage Unterarmstütz

Das Kind stützt sich auf beide Unterarme, die flach auf der Unterlage liegen. Der Kopf wird gegen die Schwerkraft aufrecht gehalten. Die Beine sind in lockerer Extension und in den Hüftgelenken leicht abduziert. Das Becken berührt die Unterlage. Die Therapeutin hält das Kind an beiden Oberarmen.

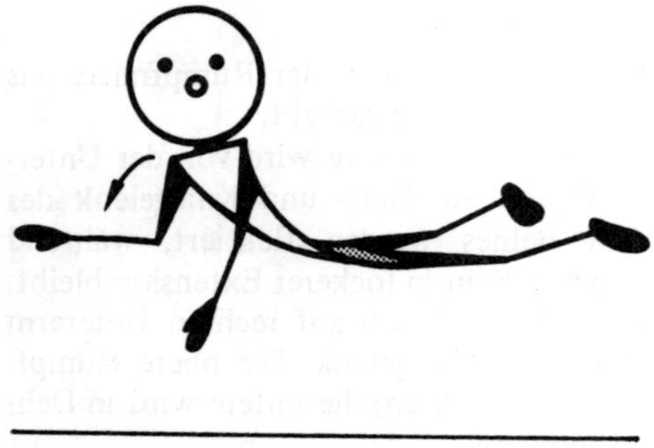

Das Gewicht des Schultergürtels wird über den rechten Unterarm verlagert, die linke Schulter nach dorsal aufgedreht. Der linke Arm wird entlastet. Der Kopf dreht nach links.

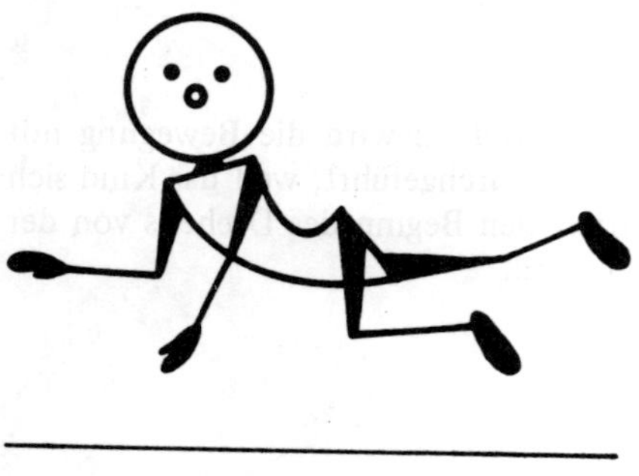

Das Becken folgt der Bewegung des Schultergürtels und wird auch nach rechts verlagert. Während der Beugephase des oberen Beines wird die untenliegende Hüfte belastet. Bei aufrecht gehaltenem Kopf zeigt der Rumpf eine Extension und Lateralflexion.

Bewegungsauslösende Hilfen, siehe Hinweis S. 42

Aus der „Amphibienbewegung“ in die Streckung kommen

Nachdem das Kind aus der Bauchlage etwas auf die Seite gedreht wurde, um die Flexion des oberen Beines auszulösen (vgl. S. 41–44), wird es auf den Bauch zurückgedreht, um wieder eine Streckung zu erreichen.

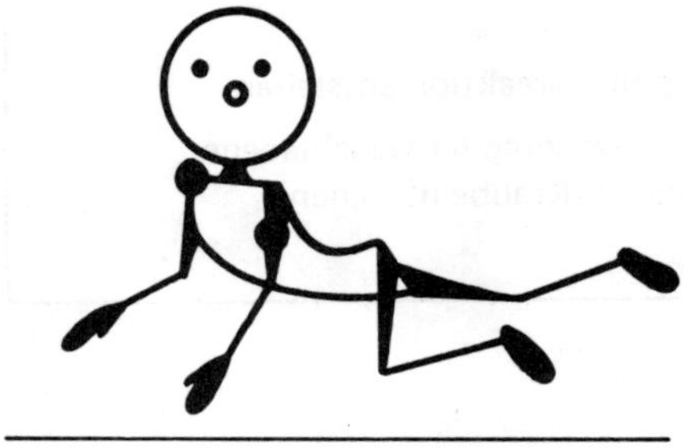

Ausgangsstellung „Amphibienbewegung“

Das Kind liegt auf der rechten Seite, rechter Oberarm und rechte Hüfte werden belastet. Der Kopf wird aufrecht gehalten. Das obere Bein ist in Hüft- und Kniegelenk flektiert und in der Hüfte leicht adduziert. Das untere Bein ist in lockerer Extension. Die Therapeutin hält das Kind an der rechten Schulter und am linken Oberarm.

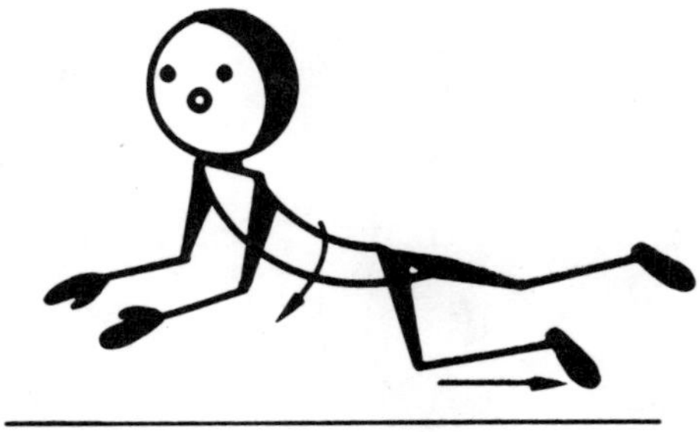

Mit der Drehung des Kopfes und Rumpfes gegen die Unterlage wird das Kind auf den Bauch zurückgedreht. Das linke Bein streckt sich.

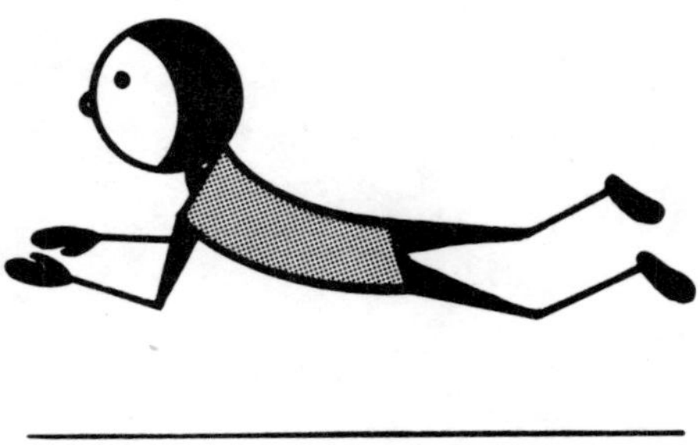

Das Kind liegt gestreckt auf dem Bauch und stützt sich auf beide Unterarme.

Die Therapeutin kann den Bewegungsablauf durch Zug der oberen Schulter nach cranial und Stauchen der unteren Schulter nach caudal unterstützen.

Lernziele

Sie können:

- Griffe der Therapeutin, die die Amphibienreaktion auslösen, „theoretisch plazieren"
- die unterschiedlichen Rumpfbewegungen den bewegungsauslösenden Griffen der Therapeutin zuordnen
- Beinbewegungen erklären, die während der Amphibienreaktion entstehen
- erklären, warum die Amphibienreaktion als Voraussetzung für verschiedene Fortbewegungsarten notwendig ist (Rollen, Robben, Krabbeln, Gehen)

6. Entwicklung des Rollens oder Umdrehens

a) Allgemeines

Bei einem gesunden Kind entwickelt sich das selbständige Rollen vom Rücken auf den Bauch und umgekehrt etwa ab 6. Lebensmonat. Das Kind beginnt etwas früher mit dem ungewollten Umfallen von der Bauchlage auf die Seite, wenn es beginnt, sich auf die Unterarme zu stützen und seine Kopfhaltung im Verhältnis zu Rumpf- und Beinhaltung noch nicht richtig kontrollieren kann. Durch dauerndes Training wird das Rollen auf dem Boden später zur ersten Fortbewegungsart. Ob das Kind zuerst von der Bauch- in die Rückenlage, oder zuerst vom Rücken auf den Bauch dreht, ist häufig davon abhängig, wie es vermehrt gelagert wird.
Voraussetzung für koordiniertes Rollen aus der Rückenlage ist die Entwicklung der totalen Beugung beider Beine – bei leichter Abduktion beider Oberschenkel. Neben der Seitneigung des Rumpfes muß die Torsion im Rumpf entwickelt sein. Die Fortbewegung wird beim Rollen durch die Rotation des Körpers über die Unterlage erreicht.
Mit dem Rollen erweitert das Kind seinen Umkreis. Es kann ohne Hilfe eines Erwachsenen seine Lage verändern. Es kann jetzt seine Umwelt aus verschiedenen Perspektiven beobachten, was zusammen mit anderen Faktoren (z. B. selbständiges Bewegen zu einem Gegenstand und Auswählen eines Gegenstandes unter vielen) für die geistig-seelische Entwicklung des Kindes von Bedeutung ist.

Gewichtsverlagerungen und koordinierte Rumpfbewegungen beim Rollen

Beim Rollen wird das Gewicht des Rumpfes abwechselnd auf Bauch, Seite und Rücken verlagert. Die Fähigkeit, große Unterstützungsflächen für sichere Positionen einzunehmen, ist die Grundlage für Bewegungen in höheren Positionen, wo die Unterstützungsflächen kleiner sind (z. B. im Sitzen oder Stehen). Voraussetzung für die koordinierte rollende Fortbewegung ist neben einer sicheren Kopfhaltung eine gute Rumpfbeweglichkeit, die sich vor allem auf die Seitneigung und Torsion bezieht. Diese Rumpfbewegungen werden beim Rollen vorbereitend für Gleichgewichtsreaktionen in höheren Positionen trainiert, in denen das Gleichgewicht ohne Seitneigung und Torsion des Rumpfes nicht gehalten werden kann.

b) Vom Bauch auf den Rücken rollen

In diesem Kapitel werden Vorschläge gemacht, das Drehen vom Bauch auf den Rücken und vom Rücken auf den Bauch zu üben. Beides kann von verschiedenen Körperteilen ausgelöst werden. Alle Beispiele werden mit aufgestützten Unterarmen dargestellt, um Aufrichtung im Schultergürtel und aufrechte Kopfhaltung zu schulen. Ebenso kann das Rollen mit nach vorne gestreckten Armen geübt werden. Dabei berühren die Schultergelenke in der Bauchlage die Unterlage.

Rollen von den Oberarmen ausgelöst

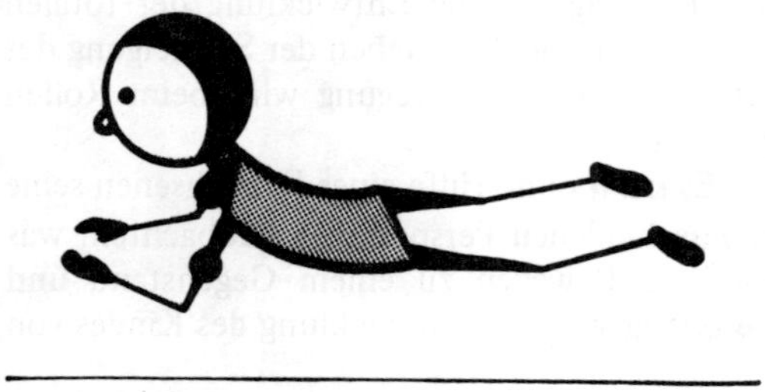

Ausgangsstellung Bauchlage Unterarmstütz

Das Kind stützt sich auf beide Unterarme, die flach auf der Unterlage liegen. Der Kopf wird gegen die Schwerkraft aufrecht gehalten. Die Beine sind in lockerer Extension, in den Hüftgelenken leicht abduziert. Die Therapeutin hält das Kind an beiden Oberarmen.

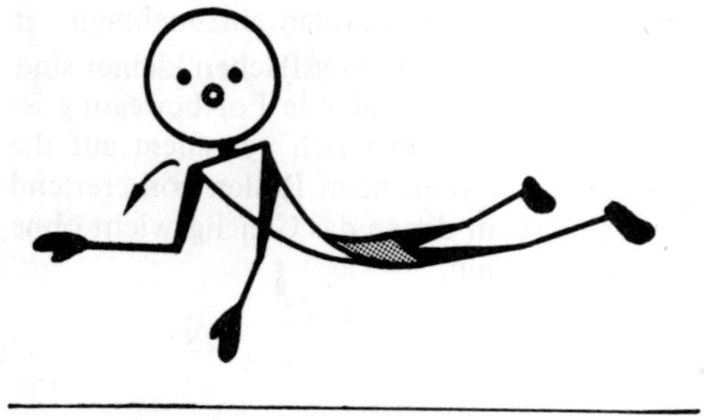

Das Gewicht des Schultergürtels wird über den rechten Unterarm verlagert. Der linke Unterarm wird entlastet. Der Kopf dreht nach links. Es entsteht eine leichte Torsion im Rumpf.

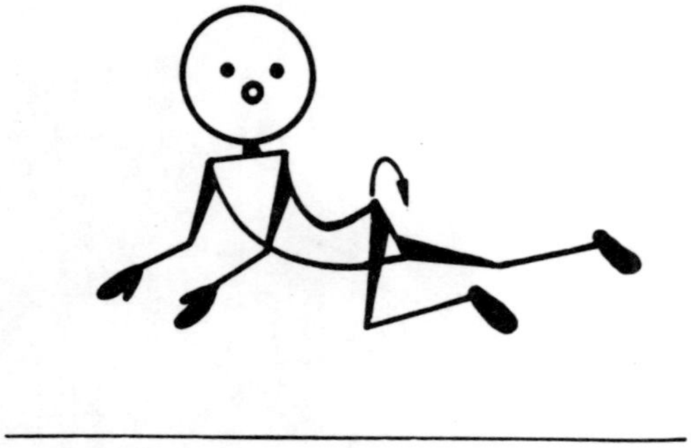

Das Becken folgt der Bewegung des Schultergürtels aktiv nach, das rechte Hüftgelenk wird belastet. Die linke Beckenhälfte wird von der Unterlage abgehoben und das linke Bein beugt sich in Hüft- und Kniegelenk (siehe Amphibienreaktion). Bei aufrecht gehaltenem Kopf zeigt der Rumpf eine Extension und Lateralflexion in Seitlage.

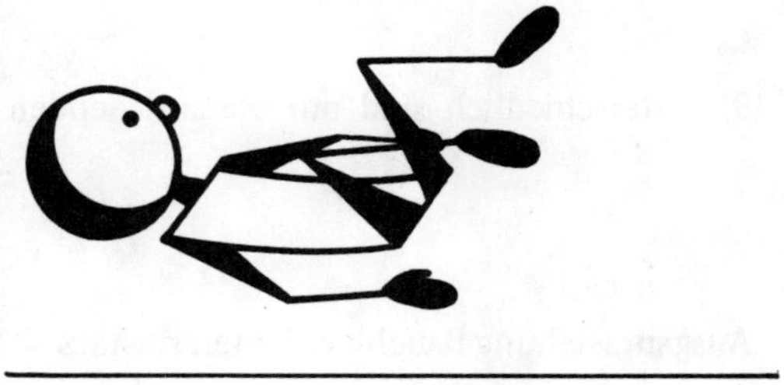

Es folgt die Drehung in Rücklage. Die Beine sind symmetrisch angebeugt, in den Hüftgelenken leicht abduziert.

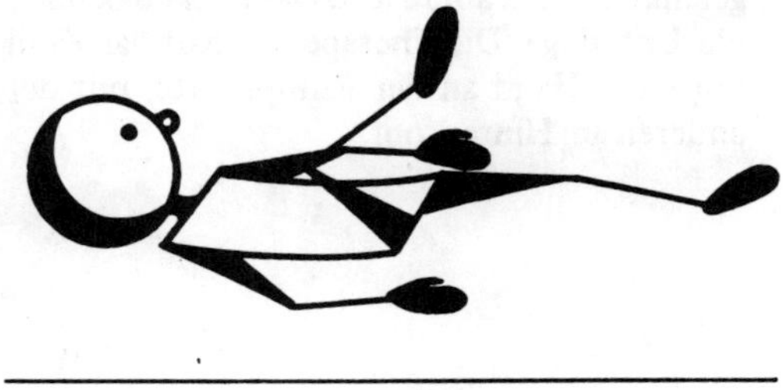

Das linke Bein streckt sich.

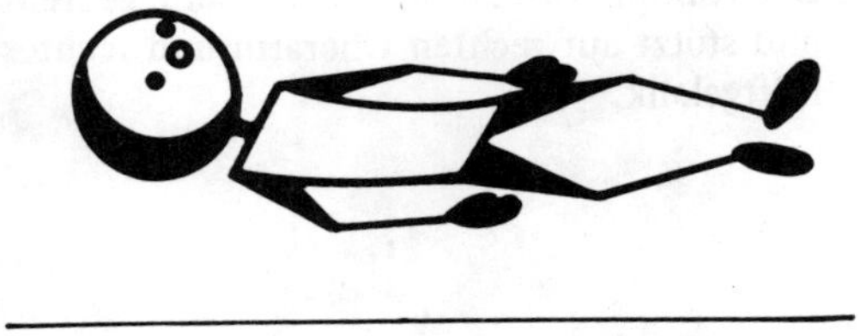

Das rechte Bein streckt sich. Kopf, Rumpf und Arme sind in Mittelstellung.

Rollen von der Rumpfmitte ausgelöst

Der Bewegungsablauf ist derselbe wie S. 48 u. 49. Unterschiedlich sind nur die auslösenden Griffe der Therapeutin.

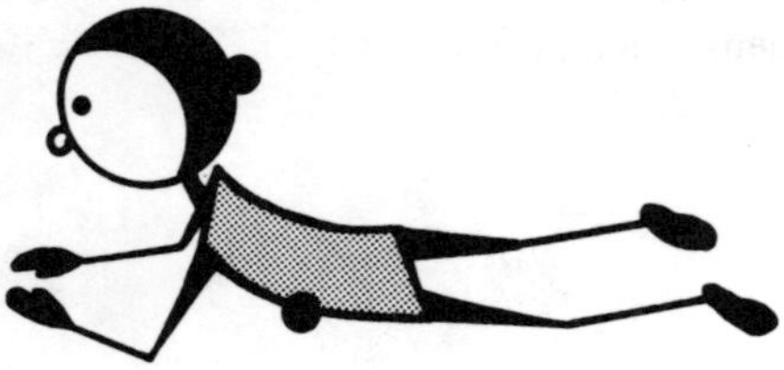

Ausgangsstellung Bauchlage Unterarmstütz

Das Kind stützt sich auf beide Unterarme, die flach auf der Unterlage liegen. Der Kopf wird gegen die Schwerkraft aufrecht gehalten. Die Beine sind in lockerer Extension, in den Hüftgelenken leicht abduziert. Das Becken berührt die Unterlage. Die Therapeutin hält das Kind mit einer Hand an der Rumpfmitte, mit der anderen am Hinterkopf.

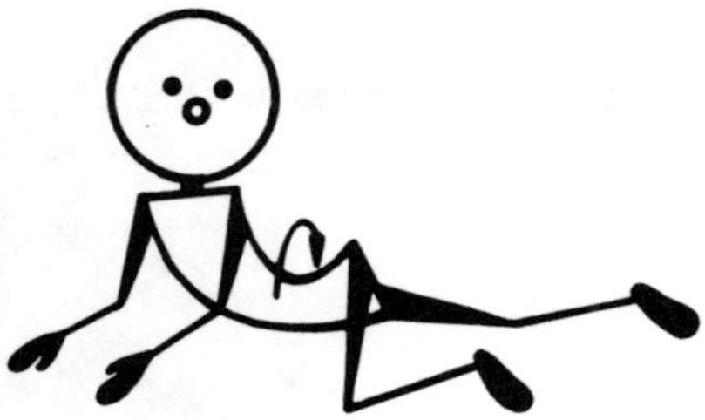

Der Rumpf wird auf die rechte Seite gedreht und stützt auf rechten Oberarm und rechtes Hüftgelenk.

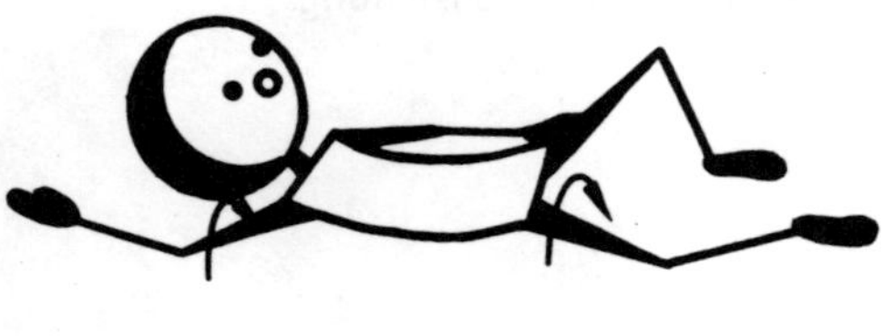

Das Kind rollt auf den Rücken, indem Kopf, Schultergürtel und Becken nach links drehen. Das Becken rollt über die untere gestreckte Hüfte und der Schultergürtel über das untere Schultergelenk. Das obere gebeugte Bein wird im Hüftgelenk leicht abduziert.

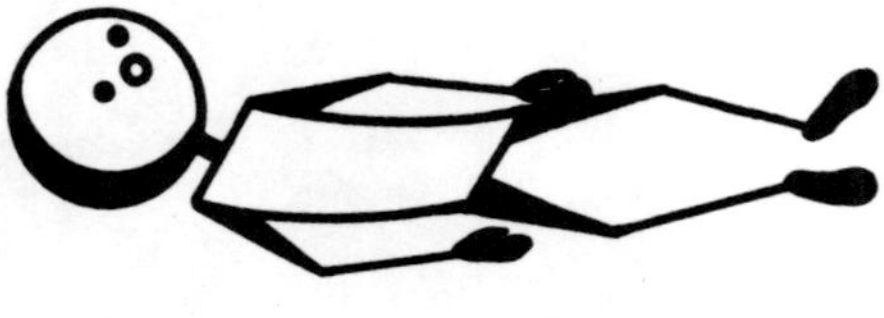

Der rechte Arm wird neben den Rumpf gelegt und das linke Bein wird gestreckt.

c) Vom Rücken auf den Bauch rollen

Rollen von den Beinen ausgelöst

Bevor sich ein Kind aus der Rückenlage auf die Seite und den Bauch dreht, hat es beide Beine symmetrisch angebeugt (siehe S. 33 Entwicklung aus Rückenlage 6. Monat). Später verliert sich die totale Beugestellung der Beine in Rückenlage.

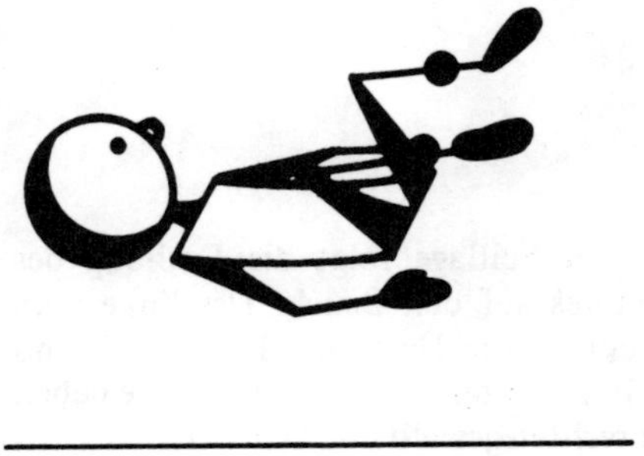

Ausgangsstellung Rückenlage

a) Der Kopf ist in Mittelstellung ohne Überstreckung der Halswirbelsäule. Der Rumpf ist gestreckt, beide Arme in Mittelstellung. Die Beine sind gebeugt, in den Hüftgelenken leicht abduziert. Die Therapeutin hält das Kind an beiden Unterschenkeln.

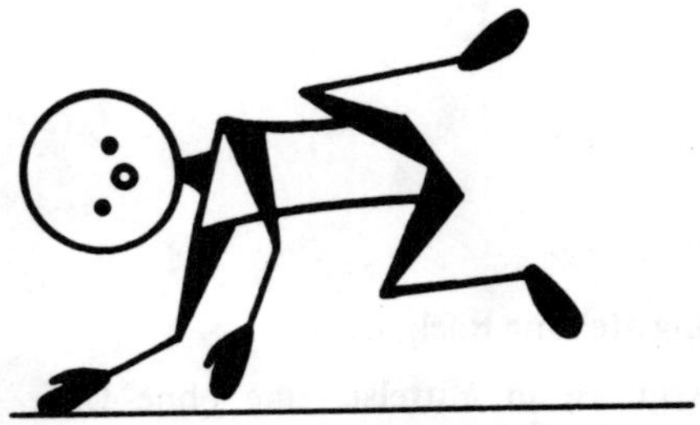

b) Die linke Beckenhälfte wird nach cranial hochgezogen und leicht nach ventral vorgedreht. Kopf und Schultergürtel beginnen mit der Drehung auf die Seite. Der Kopf wird von der Unterlage abgehoben.

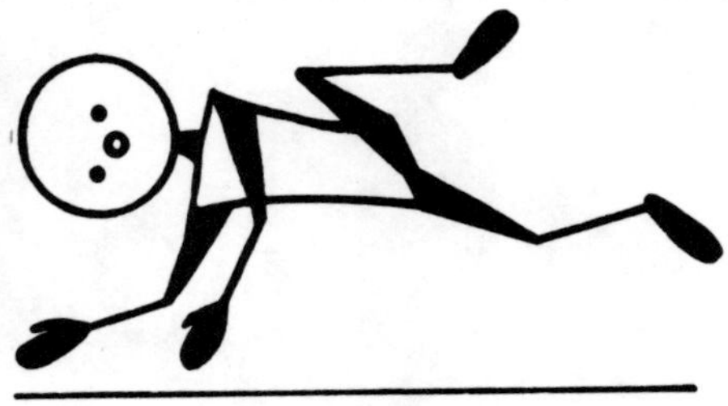

c) Das untere Bein streckt sich.

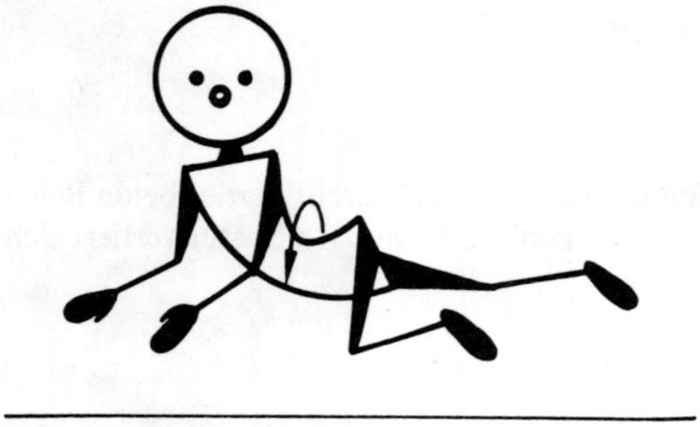

d) Das Kind liegt auf der Seite. Die obere entlastete Rumpfseite hat sich im Gegensatz zur unteren belasteten verkürzt.

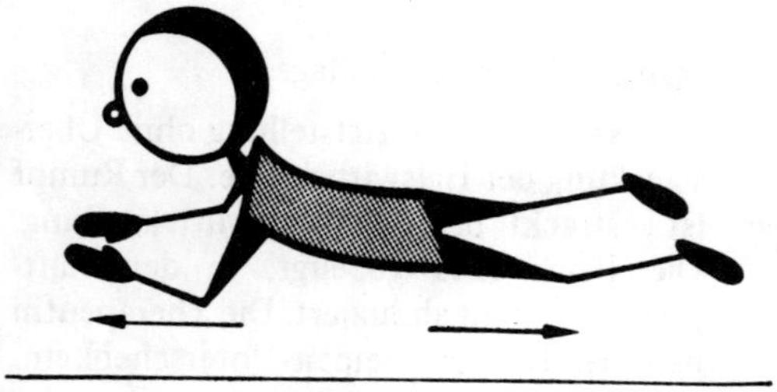

e) Aus der Seitlage folgt die Drehung des Rumpfes auf den Bauch. Das linke Bein streckt sich in Hüft- und Kniegelenk und der linke Unterarm wird nach vorne neben den rechten gestellt und belastet.

Rollen von Kopf oder Schultern ausgelöst

(Hinweis zu den Beinbewegungen siehe S. 51)

Ausgangsstellung Rückenlage

Der Kopf ist in Mittelstellung ohne Überstreckung der Halswirbelsäule. Der Rumpf ist gestreckt. Die Arme liegen locker neben dem Körper. Die Beine sind in lockerer Extension, in den Hüftgelenken leicht abduziert. Die Therapeutin hält das Kind seitlich am Kopf oder seitlich an beiden Schultern.

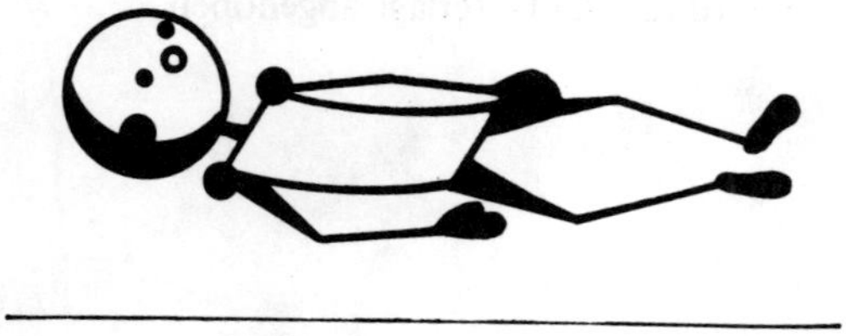

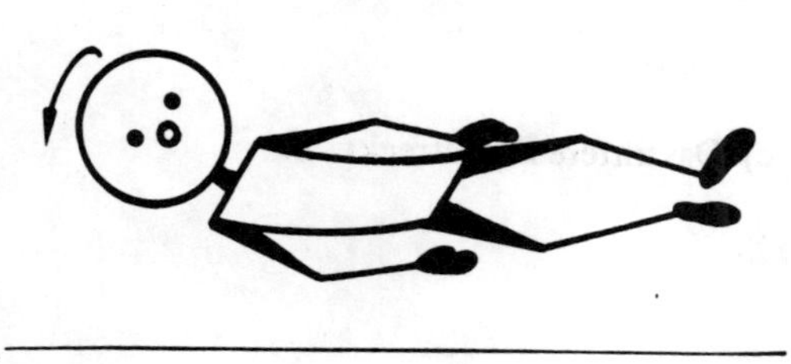

a) Der Kopf wird angebeugt und nach rechts gedreht.

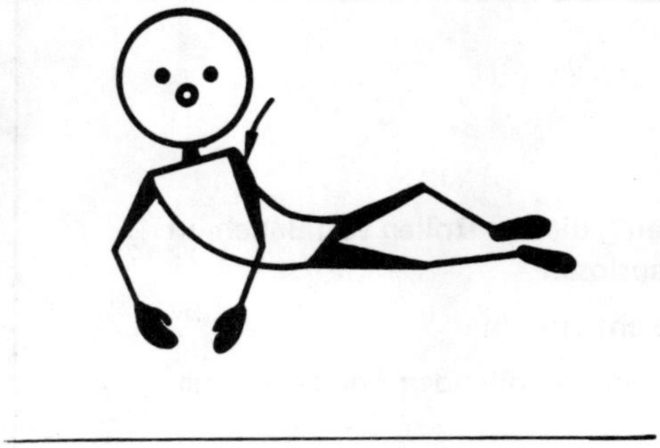

b) Der Schultergürtel wird nach rechts gedreht. Der Kopf beugt sich und dreht nach rechts. Das Kind stützt auf den rechten Oberarm. Es entsteht eine Torsion im Rumpf, und Kopf und Rumpf bewegen sich in eine Flexion und Lateralflexion. Das linke Bein beginnt, sich in Hüft- und Kniegelenk anzubeugen.

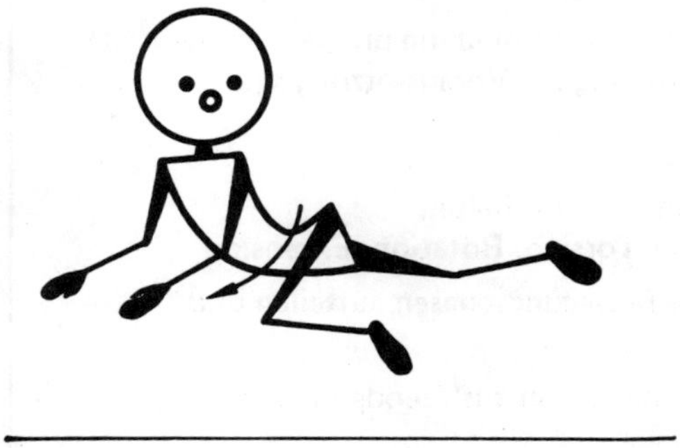

c) Das Becken folgt der Bewegung des Schultergürtels aktiv nach, es wird über die rechte gestreckte Hüfte gedreht, dabei wird das linke Bein verstärkt gebeugt.

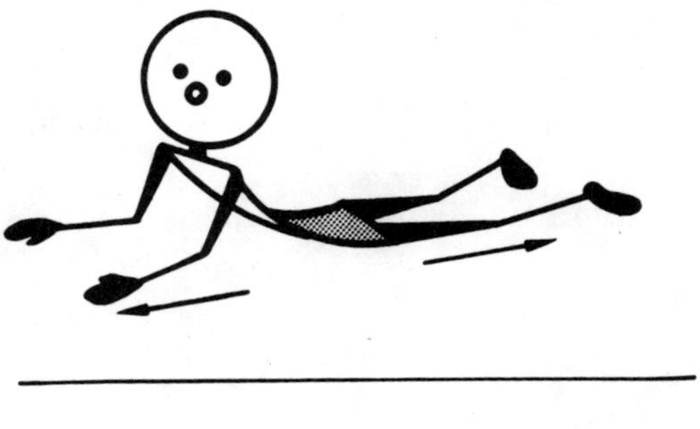

d) Aus der Seitlage folgt die Drehung des Rumpfes auf den Bauch. Das linke Bein streckt sich nach hinten, und der linke Unterarm wird neben den rechten gestellt und belastet. Die linke Rumpfseite, die sich verkürzt hatte (vgl. Abbildung b und c), dehnt sich wieder.

Für das Einprägen koordinierter Rumpfbewegungen ist u. a. der Wechsel von Verkürzung und anschließender Dehnung einer Rumpfseite von ausschlaggebender Bedeutung. Hiermit werden seitendifferente Haltungen ausgeglichen.

Lernziele

Sie können:

- Griffe der Therapeutin „theoretisch plazieren", die das Rollen von Bauch- in Rückenlage und von Rücken- in Bauchlage auslösen
- Varianten der bewegungsauslösenden Griffe entwickeln
- Kopf- und Rumpfbewegungen angeben, die bei der rollenden Fortbewegung entstehen
- Bewegungen der oberen und unteren Extremitäten erklären, die beim Rollen von Bauch- in Rückenlage und von Rücken- in Bauchlage entstehen
- Zusammenhang zwischen der Stützfunktion des Oberarmes und der Belastung des Hüftgelenkes bei der rollenden Fortbewegung erklären
- folgende motorische Fähigkeiten miteinander in Verbindung bringen und beantworten, warum sie für die rollende Fortbewegung Voraussetzung sind
  - Kopf beugen, seitneigen, drehen
  - einseitiger und symmetrischer Unterarmstütz
  - Beine und Unterkörper in Rückenlage in Beugung halten
  - Bewegungen des Rumpfes im Sinne einer Torsion, Rotation, Extension
- den Bewegungsablauf „Rollen" in einzelne Bewegungsphasen aufteilen und analysieren
- entstehende Rumpfbewegungen in Beziehung zu den auslösenden Griffen der Therapeutin setzen und sie beschreiben

Lernziele zur folgenden Entwicklungstabelle

Sie können:

- Zeitangaben machen, wann sich beim Stützen in Bauchlage folgende Bewegungen vollziehen
  - Ellenbogen caudal von den Schultergelenken
  - Ellenbogen „wandern" bis unter die Schultern zum symmetrischen Ellenbogenstütz
  - Ellenbogen cranial von den Schultern
  - einseitiger Unterarmstütz
- Entwicklungsalter von folgenden Funktionen angeben
  - Hand-Hand-Koordination
  - Hand-Mund-Augen-Koordination
- die sich verändernde Oberarmstellung zum Körper während der Stützentwicklung in Bauchlage von 0–6 Monaten erklären
- eine Beziehung zwischen einseitigem Unterarmstütz in Bauchlage und dem Greifen herstellen
- Veränderungen in der Unterarm- und Handgelenkstellung während des Zeitraumes von 0–6 Monaten erklären
- die Entwicklung des Greifens mit differenzierter Fingerbeteiligung im Zeitraum von 4–12 Monaten erklären
- begründen, warum die Adduktion der Scapula Voraussetzung für aktives Stützen ist
- Entwicklungsalter angeben, in dem im Sitzen folgende Reaktionen erscheinen
  - Stützreaktionen nach vorne
  - zur Seite
  - nach hinten

7. Entwicklung des Stützens und Greifens (0 bis 12 Monate)

a) Übersicht

Obwohl in diesem Kapitel nur Bewegungen beschrieben werden, die die Stützfunktion der Arme betreffen, wird in der Übersicht auch auf die Entwicklung der Greiffunktion aufmerksam gemacht. Greifen und Stützen sind für die Entwicklung der Sensomotorik wichtig. Mit diesen Funktionen kann das Kind seinen Umkreis erweitern und Erfahrungen mit seiner Umwelt machen, z. B. sich fortbewegen und weiter entfernt befindliche Gegenstände betasten und untersuchen.

Alter
in Monaten

1

Stützen: Kind liegt in Bauchlage in Beugehaltung. Oberarme werden adduziert an den Rumpf gehalten, Ellenbogen sind gebeugt und befinden sich caudal von den Schultern. Kopf kann einige Sekunden von der Unterlage abgehoben werden, wird sofort wieder abgelegt und auf die Seite gedreht.

Greifen: Hände locker zur Faust geschlossen. Faustschluß an Kleinfingerseite stärker als an Daumenseite.

2

Stützen: Durch Entwicklung des Extensorentonus kann Kopf bis 45 Grad für kurze Zeit von der Unterlage abgehoben werden. Schultern heben sich etwas von der Unterlage, dadurch wird Vorwärtsbewegung der Arme erleichtert, bevor Kind sich darauf stützen kann.

Greifen: In Rückenlage zufälliges Öffnen und Schließen der Hände um einen Gegenstand mit Pronation des Unterarmes und ulnarer Abduktion des Handgelenkes. Daumen bleibt unbenutzt.

3

Stützen: Ellenbogen „wandern" bis unter die Schultern zum symmetrischen Unterarmstütz.

Greifen: Mit 10 Wochen Hand-Hand-Koordination.
Mit 12 Wochen Hand-Mund-Augen-Koordination.

4

Stützen: In Bauchlage wird Streckung und Aufrichtung im Schultergürtel stärker. Hebt Kopf bis 90 Grad. Stützt sich auf beide Unterarme, die cranial von den Schultern sind. Hände dabei vorwiegend geöffnet (Unterarm-Symphysen-Stütz).

Greifen: Schaut in Rückenlage seine Hände an. Bringt sie über der Brust zusammen. Steckt Spielzeug in den Mund. Spielt mit den Fingern. Versucht, mit beiden Händen nach Rassel zu schlagen.

5

Stützen: Beginnt, sich auf einen Unterarm zu stützen.

Greifen: Kann Gegenstände willentlich ergreifen (*Hand-Auge-Koordination*). Greifen mit *proniertem Unterarm ohne Daumenbeteiligung.* Beginn des Greifens mit einer Hand.

6

Stützen: Stützt in Bauchlage vollendet auf einen Unterarm, greift mit der anderen Hand nach Spielzeug. Stützt sich mit gestreckten Ellenbogen auf geöffneten Hände. Im Sitzen beginnende Stützreaktionen nach vorne. Stützt aus der Schwebe auf beide Hände (Sprungbereitschaft).

Greifen: *Beginn* des Greifens mit *Supination des Unterarmes* und *radialer Abduktion des Handgelenkes.* Greifen mit ganzer Hand (palmares Greifen, Affengriff). Noch kein Greifen mit einzelnen Fingern oder Fingerspitzen möglich. Kann Gegenstände noch nicht willentlich loslassen.

7

Stützen: Stützt in Bauchlage auf eine Hand, die andere ist frei zum Spielen.

Greifen: Greifen jetzt mit Supination des Unterarmes und radialer Abduktion des Handgelenkes. Wechselt Spielsachen von einer Hand in die andere.

8

Stützen: Im Sitzen Stützreaktionen zur Seite.

9

Stützen: Kommt aus der Bauchlage sicher in den Vierfüßlerstand, stützt dabei auf gestreckte Arme. Beginnt zu krabbeln.

Greifen: *Scherengriff.* Kann kleineren Gegenstand proximal zwischen Daumen und Zeigefinger greifen. Hierbei wird der gestreckte Daumen an die radiale Seite des gestreckten Zeigefingers gedrückt (primitive Vorstufe des Greifens). (Lajosi et al., 13).

10

Stützen: Im Sitzen Stützreaktionen nach hinten.

Greifen: *Pinzettengriff.* Kann Gegenstände (auch Krümel oder Faden) mit *gestrecktem* Zeigefinger und opponiertem Daumen greifen. Kann Gegenstände bewußt fallenlassen und kann 2 Gegenstände ineinander stecken.

11 12

Stützen: Stützt aus dem Stand auf beide Hände nach vorne.

Greifen: *Zangengriff.* Kann kleinen Gegenstand mit *gebeugtem* Zeigefinger und opponiertem Daumen greifen.

Für die Entwicklung des Stützens aus der Bauchlage ist die Adduktion der Schulterblätter an die Wirbelsäule und die Kopf- und Rückenstreckung Voraussetzung. Die Stützfunktion der Arme ist u. a. für die Sicherheit und Selbständigkeit des Kindes von Bedeutung. Das Aufstützen sollte aus verschiedenen Positionen in alle Richtungen, nach hinten, nach vorne und zu den Seiten trainiert werden. Außer Zielsicherheit und Geschwindigkeit wird die Koordination zwischen Kopf, Rumpf- und Extremitätenbewegung dabei in immer anderer Form geschult.
Beispiele zum Stützenüben in höheren Positionen werden in folgenden Kapiteln dargestellt:

Stützen im Vierfüßlerstand S. 102
Stützen aus dem Kniestand S. 111 und 112
Stützen im Halbkniestand S. 127
Stützen aus der Hocke S. 130
Stützen aus dem Stand S. 132–134

b) Stützen in der Bauchlage

In diesem Kapitel werden Vorschläge gemacht, durch physiologische Bewegungsabläufe die Stützfunktion der Arme aus der Bauchlage, aus der Schwebe und im Sitzen auszulösen.

Auf beide Unterarme stützen

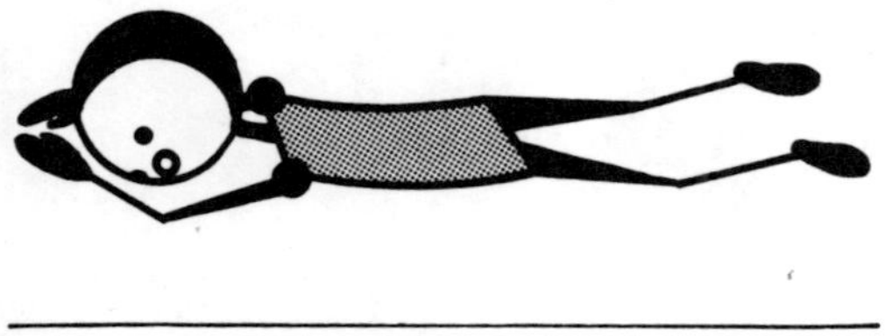

Ausgangsstellung Bauchlage

Das Kind liegt auf dem Bauch. Die Arme liegen vor dem Rumpf. Die Schultern und Hüften berühren die Unterlage. Der Kopf ist zur Seite gedreht. Die Ellenbogen sind locker gebeugt, die Hände geöffnet. Die Beine sind in lockerer Extension, in den Hüftgelenken leicht abduziert. Die Therapeutin hält das Kind an beiden Schultern.

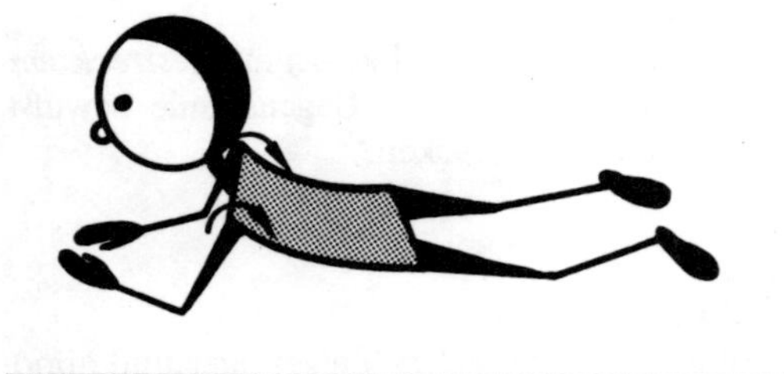

Durch Zug der Schultern nach caudal gegen den Rumpf, der mit leichtem Abheben des Oberkörpers von der Unterlage verbunden ist, zieht das Kind beide Arme gebeugt nach hinten. Es stützt sich auf die Unterarme, die flach auf dem Boden liegen. Der Kopf wird von der Unterlage abgehoben und in Mittelstellung gehalten.

Auf einen Unterarm stützen

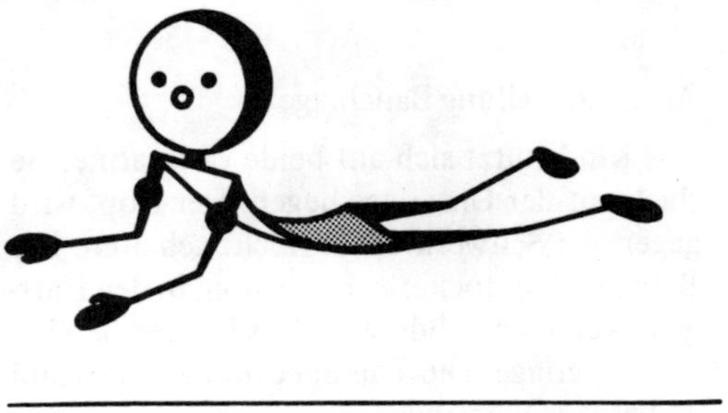

Ausgangsstellung Bauchlage

Das Kind stützt sich auf beide Unterarme, die flach auf der Unterlage liegen. Der Kopf wird gegen die Schwerkraft aufrecht gehalten. Die Beine sind in lockerer Extension, in den Hüftgelenken leicht abduziert. Das Becken berührt die Unterlage. Die Therapeutin hält das Kind an beiden Oberarmen.

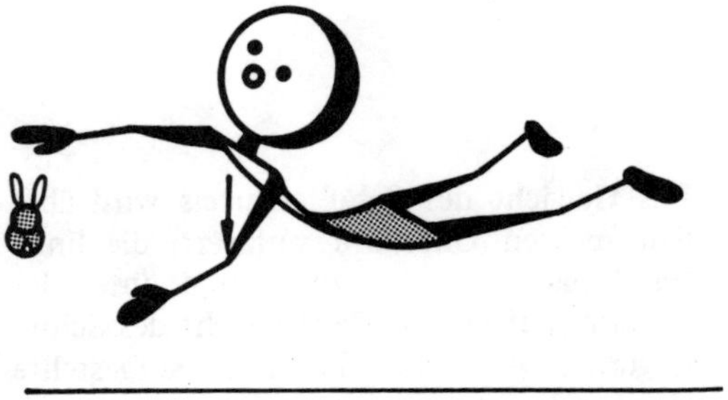

Halten eines Armes nach vorne

Durch seitliche Gewichtsverlagerung des Schultergürtels über den linken Unterarm wird der rechte Arm entlastet und kann nach vorne abgehoben werden.

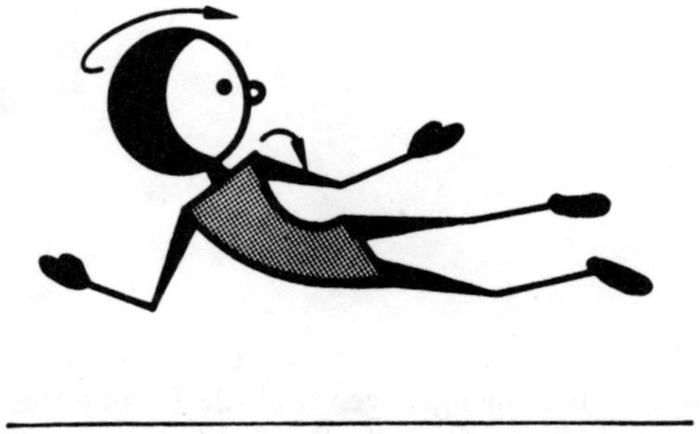

Halten eines Armes nach hinten

Das Gewicht des Schultergürtels wird über den linken Unterarm verlagert. Die rechte Schulter wird nach dorsal aufgedreht und der Arm mit Rotation des Kopfes nach rechts hinten neben den Rumpf gebracht. Es entsteht eine Torsion des Rumpfes und eine Lateralflexion des Rumpfes nach rechts.

Je senkrechter die entlastete Hälfte des Schultergürtels über die belastete Schulter gebracht wird, desto mehr Torsion entsteht im Rumpf. Folgt das Becken dieser Schultergürtelbewegung, wird es auf die linke Seite gedreht, und damit wird die Amphibienreaktion ausgelöst.

Von den Unterarmen auf die Hände stützen

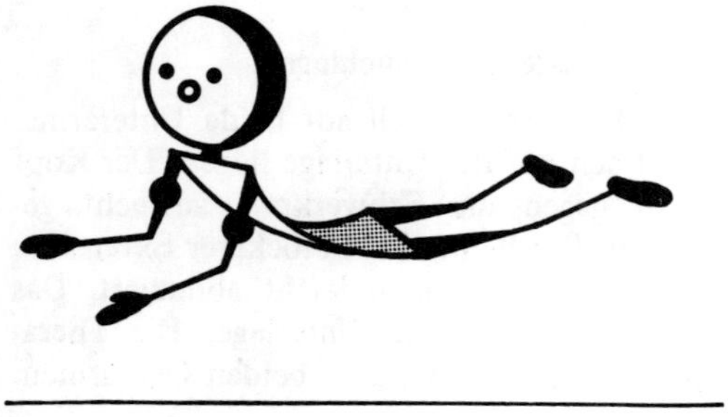

Ausgangsstellung Bauchlage

Das Kind stützt sich auf beide Unterarme, die flach auf der Unterlage liegen. Der Kopf wird gegen die Schwerkraft aufrecht gehalten. Die Beine sind in lockerer Extension, in den Hüftgelenken leicht abduziert. Das Becken berührt die Unterlage. Die Therapeutin hält das Kind an beiden Oberarmen.

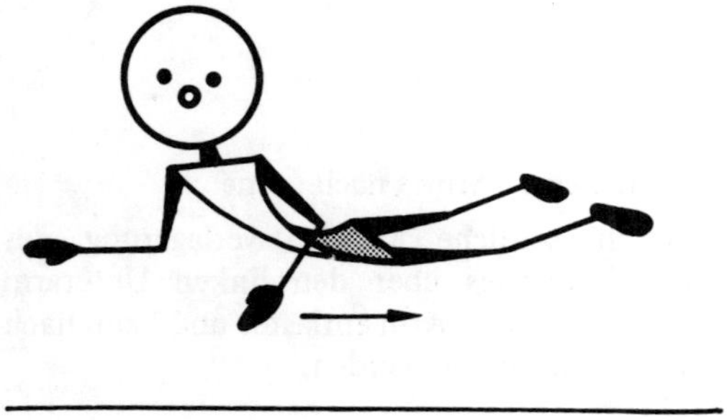

Das Gewicht des Schultergürtels wird über den rechten Unterarm verlagert, die linke Hand nach hinten gezogen und unter der Schulter aufgestellt. Das Gewicht des Schultergürtels wird auf die linke aufgestellte Hand verlagert.

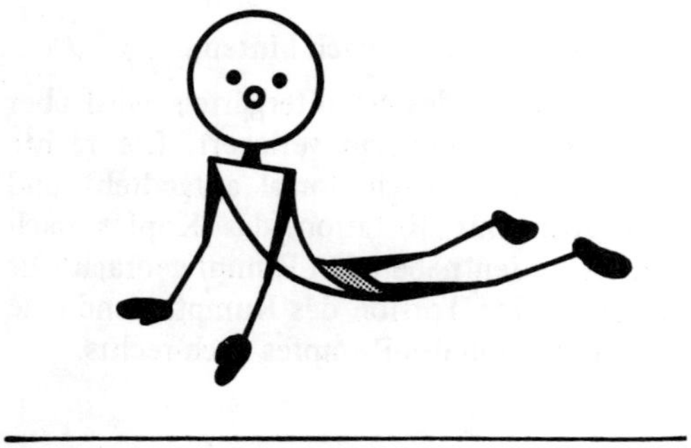

Der jetzt entlastete rechte Unterarm wird ebenfalls zurückgezogen und die Hand unter der Schulter aufgestellt. Das Kind stemmt sich in den symmetrischen Handstütz hoch.

c) Stützen aus der Schwebe (Sprungbereitschaft)

Auf beide Hände stützen

Bis zu einem Alter von 6 Monaten hat sich bei einem gesunden Kind die Stützreaktion der Arme entwickelt. Außer auf die Stützreaktion wird aus der Schwebe auf koordinierte Bewegungen von Kopf, Rumpf und Extremitäten geachtet.

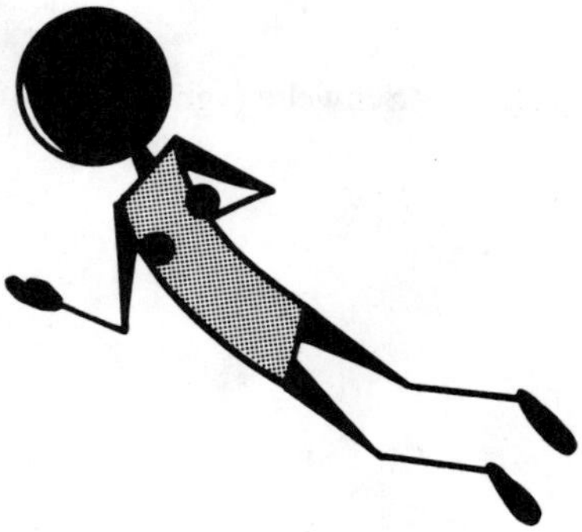

Ausgangsstellung Schwebe

Das Kind wird in der Luft schwebend an der Rumpfmitte oder unter den Achseln gehalten. Die Extremitäten sind in den großen Gelenken locker gebeugt, in den Hüftgelenken leicht abduziert.
Anderer Griff des Therapeuten:

Ein Arm greift zwischen die Beine des Kindes, so daß die Hand ventral am Becken-Bauchgebiet liegt. Die 2. Hand liegt dorsal am Rücken.

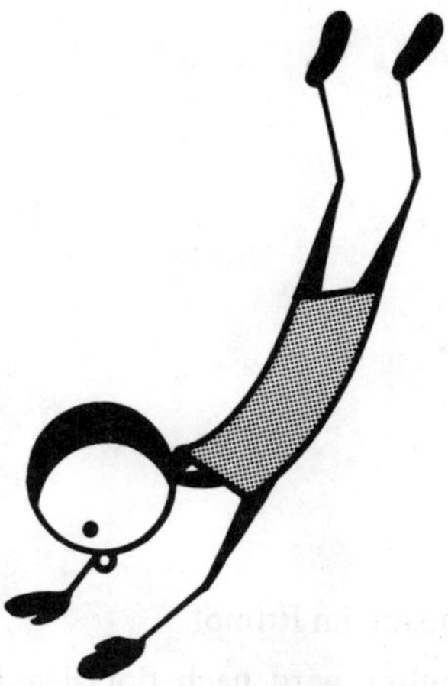

Wird das Gewicht des Oberkörpers abwärts nach vorne bewegt, streckt das Kind spontan die Arme, um sich mit den Händen auf der Unterlage abzustützen. Der Kopf wird gegen die Schwerkraft gehalten.

Auf eine Hand stützen ohne und mit Torsion im Rumpf

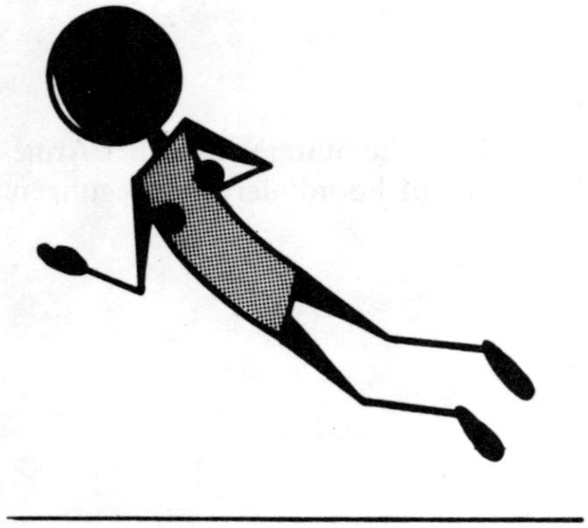

Ausgangsstellung Schwebe (vgl. S. 61)

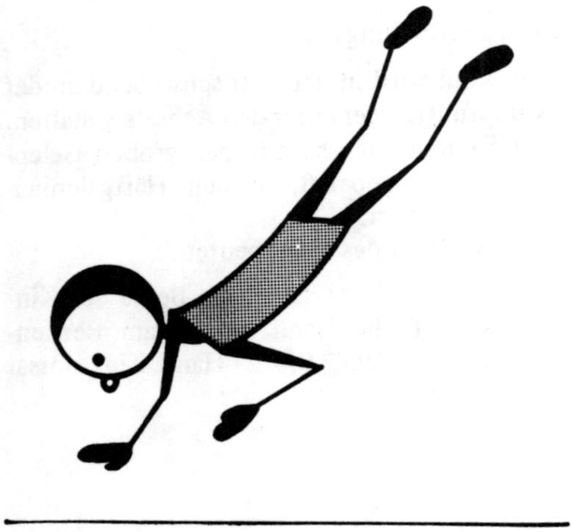

Stützen ohne Torsion im Rumpf

Das Gewicht des Rumpfes wird über den rechten Arm verlagert. Der linke wird entlastet. Schulter- und Beckengürtel bleiben in einer Ebene.

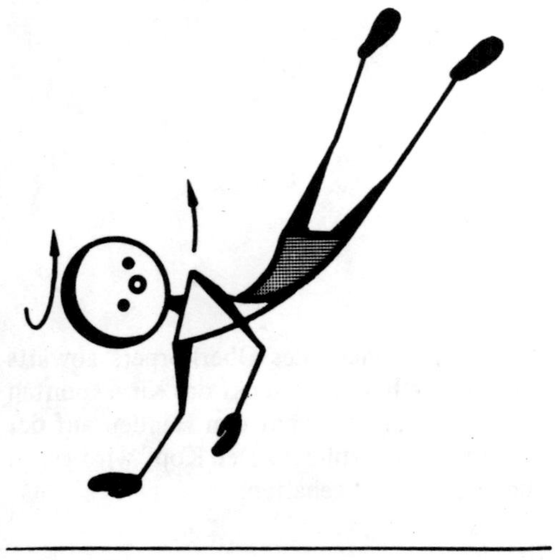

Stützen mit Torsion im Rumpf

Die linke Schulter wird nach dorsal aufgedreht. Der Kopf dreht nach links und wird gegen die Schwerkraft gehoben.

d) Stützen aus dem Hang

Die Bewegungen im Hang unterscheiden sich von denen aus der Schwebe dadurch, daß die Therapeutin das Kind nicht am Rumpf, sondern an den Beinen hält. Das Kind hängt mit dem Kopf nach unten in der Luft.
Bewegungen im Hang sind besonders angezeigt, wenn das Kind eine starke asymmetrische oder hypertone Form der Haltungs- oder Bewegungsstörung zeigt, wobei die Oberarme oft bei gebeugten Ellenbogen retrahiert werden. Diese Armhaltung macht jeden Versuch unmöglich, die Arme vom Körper weg zu bewegen, z. B. sich aus der Bauchlage auf die Unterarme zu stützen oder sich mit gestreckten Ellenbogen auf die geöffneten Hände zu stützen. Auch wird sich das Greifen nach entfernten Gegenständen nicht entwickeln, wenn die Arme nicht vor den Körper gebracht werden können. Obwohl ein Kind erst ab dem 6. Lebensmonat das Abstützen mit gestreckten Ellenbogen und geöffneten Händen zeigt, können die Bewegungen im Hang schon vor Erreichen dieses Alters gebahnt werden. Ab einem Alter von ca. 3 Jahren können die Kinder wegen ihrer Körpergröße von der Therapeutin im Hang nicht mehr gut gehalten werden.
Unbekannte Stellungen und Bewegungen bewirken oft Angst, besonders, wenn dabei die Unterstützungsfläche verkleinert worden ist. Im Hang hat das Kind Halt und Basis verloren, und freischwebend in der Luft hat es keine Unterstützungsfläche, die ihm Sicherheit geben kann. Angst sollte durch langsames Vorbereiten verhindert werden. Durch Bewegungen im Hang wird das Kind angeregt, Halt am Boden zu suchen. Ihm wird u. a. der „Bezugspunkt Erde" vertraut gemacht, der für die Entwicklung des Körperschemas wichtig ist.
Es folgt ein Beispiel für das Stützen im Hang auf beide Hände. Ebenso kann das Stützen, wie auf S. 61 aus der Schwebe demonstriert wurde, auch im Hang auf eine Hand, mit und ohne Torsion im Rumpf geübt werden.

Auf beide Hände stützen

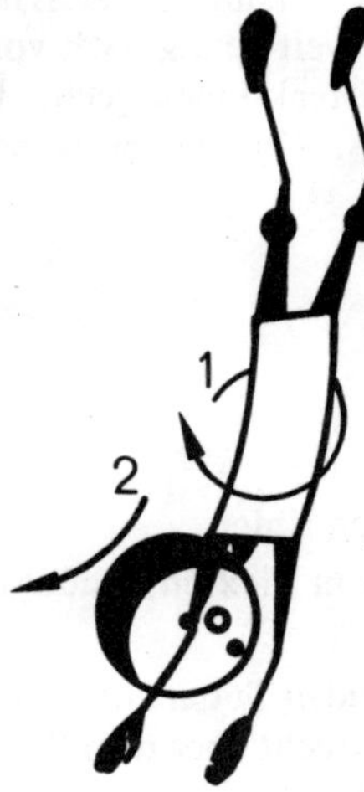

Ausgangsstellung Hang

Das Kind wird an den Beinen gehalten und hängt mit dem Kopf nach unten in der Luft. Durch Rumpfbewegungen, die die Therapeutin von den Beinen des Kindes auslöst (1 = Torsion, 2 = Extension), strecken sich eventuell gebeugten Extremitäten, Kopf und Rumpf. Die Beine sind gestreckt, in den Hüftgelenken leicht abduziert.

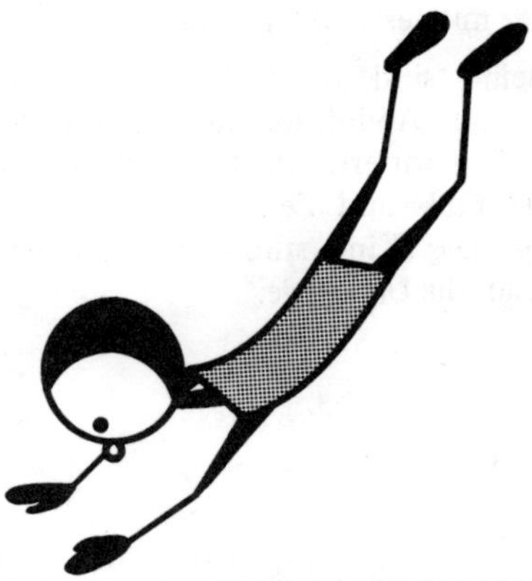

Das Kind wird mit dem Oberkörper gegen die Unterlage bewegt. Mit ca. 6 Monaten kommt es zur Stützreaktion und Stützfunktion der Arme mit geöffneten Händen.

e) Stützen im Sitzen

Nach vorne stützen

Im Sitzen sind verschiedene Beinstellungen möglich, bei allen kann das Aufstützen der Hände geübt werden. Um die Stützreaktion auszulösen, muß der Oberkörper weit genug nach vorne gebracht werden. Beim Stützen werden gleichzeitig die Gleichgewichtsreaktionen geübt. Die Gleichgewichtsreaktionen im Sitzen (S. 91) und im Vierfüßlerstand (S. 97) sind notwendig, damit das Kind koordiniert und schnell krabbeln kann (S. 106).

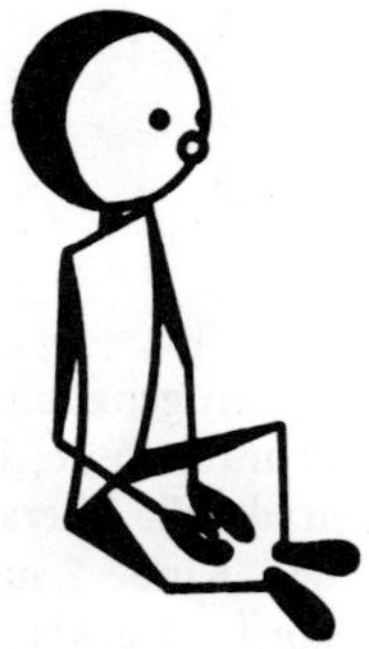

Langsitz mit gebeugten Knien

(Sitz mit den Beinen in Flexion, Abduktion und Außenrotation)

Das Kind sitzt auf beiden Tubera ossis ischii. Der Rumpf wird senkrecht über dem Becken gehalten und ist gestreckt. Das Kind stützt zwischen beiden Beinen auf die Unterlage. Der Kopf wird aufrecht gehalten.

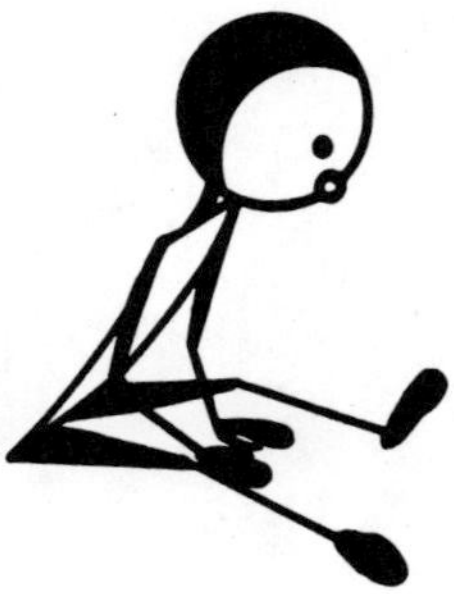

Langsitz mit gestreckten Knien

Die Beine sind in den Hüftgelenken in Flexion und Abduktion und eventuell leicht nach außen rotiert. Die Knie sind gestreckt und die Fuß- und Zehengelenke in Mittelstellung. Das Kind stützt zwischen beiden Beinen auf die Unterlage.

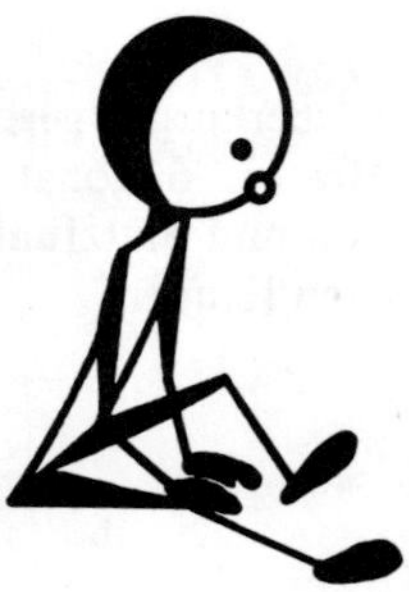

Asymmetrischer Langsitz

Oft ist ein Bein gestreckt, während das andere gebeugt ist. Die Hüfte des gebeugten Beines kann mehr oder weniger außenrotiert sein. Der Rücken ist gerade.

Seitliches Abstützen mit Lateralflexion des Rumpfes

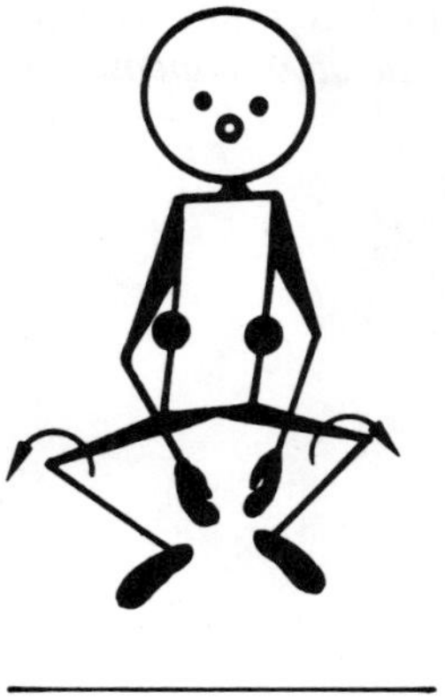

Ausgangsstellung Sitzen

Das Kind sitzt auf beiden Tubera ossis ischii. Der Rumpf wird senkrecht über dem Becken gehalten und ist gestreckt. Der Kopf wird in Mittelstellung gehalten. Die Beine sind in den Kniegelenken in leichter Flexion, in den Hüftgelenken in Flexion, Abduktion und Außenrotation. Die Hände der Therapeutin liegen seitlich am Rumpf.

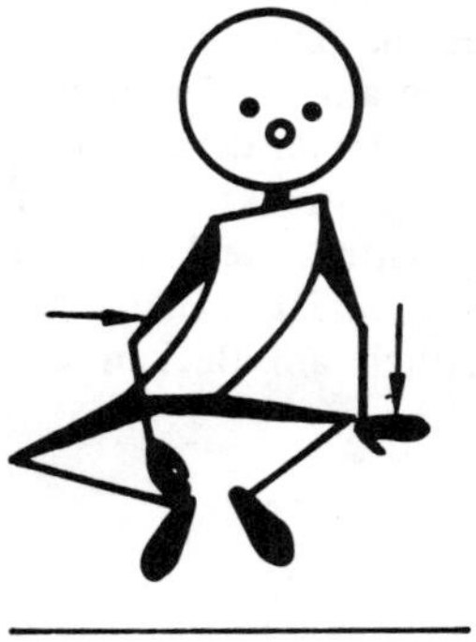

a) Der Rumpf wird durch kontinuierlichen Schub gegen die rechte Rumpfseite zur Seite verlagert. Das Kind stützt mit der linken Hand neben dem Becken auf die Unterlage. Der linke Oberschenkel wird vermehrt belastet.

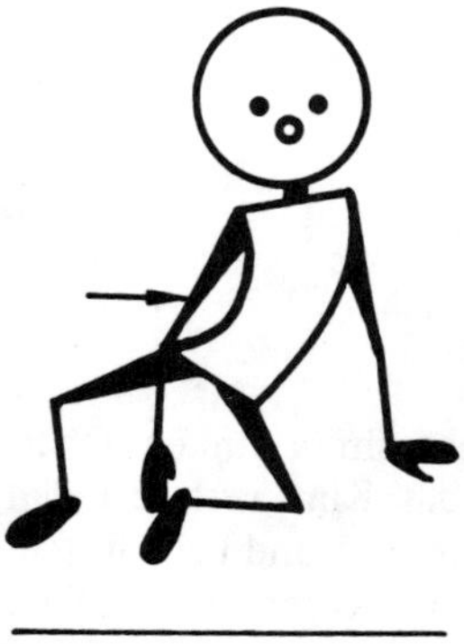

b) Bei etwas stärkerer Verlagerung des Rumpfes nach links hebt sich die rechte Beckenhälfte von der Unterlage ab und die Lateralflexion des Rumpfes verstärkt sich. Der Kopf bleibt in aufrechter Haltung. Das entlastete Bein wird mit Flexion und Abduktion im Hüftgelenk von der Unterlage abgehoben.

Das Balancieren .auf nur einer Gesäßhälfte ist erstrebenswert, weil Kopf, Rumpf und Extremitäten koordiniert arbeiten müssen, um das Gleichgewicht zu halten. Ist diese Koordination mangelhaft, verliert das Kind bei extremer Gewichtsverlagerung das Gleichgewicht und fällt um. Abb. a) und b) verdeutlichen, daß sich bei seitlicher Gewichtsverlagerung die vermehrt belastete Rumpfseite dehnt, während sich zur gleichen Zeit und im selben Verhältnis die entlastete Rumpfseite kontrahiert. Diese Lateralflexion ist bei allen seitlichen Gewichtsverlagerungen in allen Positionen zu beobachten, z. B. in der Bauch- und Rückenlage, im Sitzen, Fersensitz, Kniestand, Halbkniestand und Stand. *Ohne die physiologische Kopf- und Rumpfbeweglichkeit,* die sich je nach Gewichtsverlagerung auf die Extension, Flexion, Lateralflexion und Torsion beziehen, *werden oft falsche Mitbewegungen der Extremitäten sichtbar, die als Kompensation der mangelhaften Kopf- und Rumpfbewegungen auftreten.*

Seitliches Abstützen mit Torsion im Rumpf

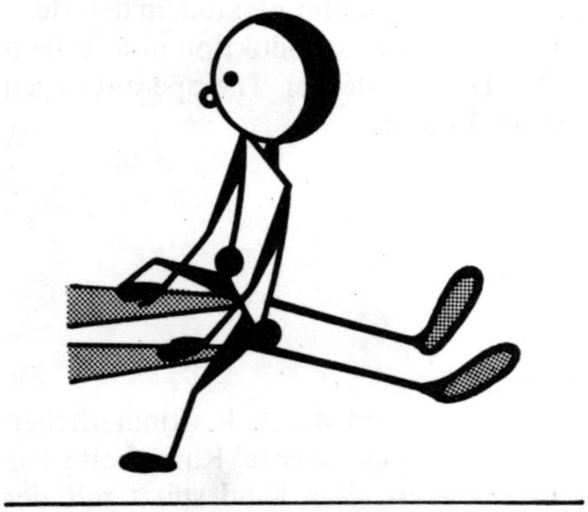

Ausgangsstellung Sitzen

Das Kind sitzt mit abduzierten Beinen auf den Beinen der Therapeutin. Die Fußsohlen stehen mit ganzer Fläche auf der Unterlage. Der Rumpf wird senkrecht über dem Becken gehalten. Der Rücken ist gestreckt, der Kopf wird in Mittelstellung gehalten. Die Arme sind in Mittelstellung aller Gelenke. Die Hände der Therapeutin liegen seitlich am Becken des Kindes.

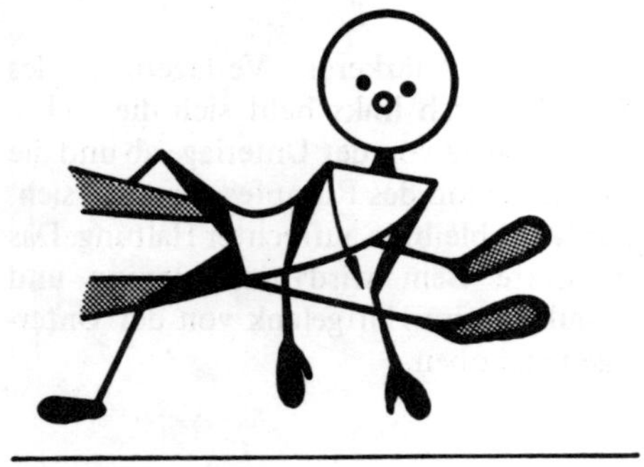

Die Therapeutin hebt ihren linken Oberschenkel hoch und das Kind verlagert den Oberkörper zur linken Seite und nach unten. Der Schultergürtel wird gegen das Becken gedreht. Der Rumpf wird gebeugt. Die Oberschenkel werden abduziert.

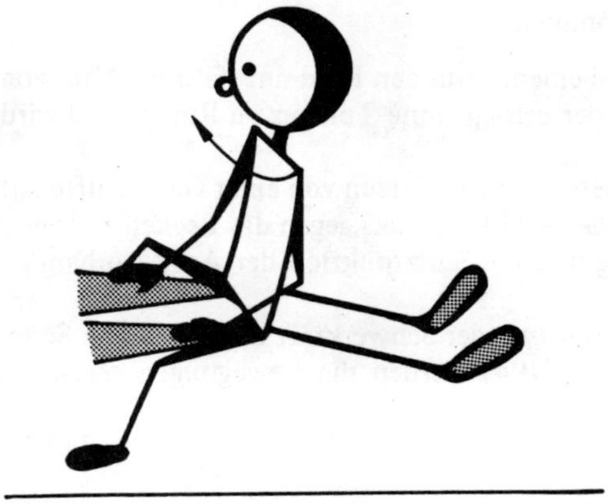

Mit der Drehung von Kopf und Schultergürtel nach rechts kommt das Kind wieder in die Senkrechte.

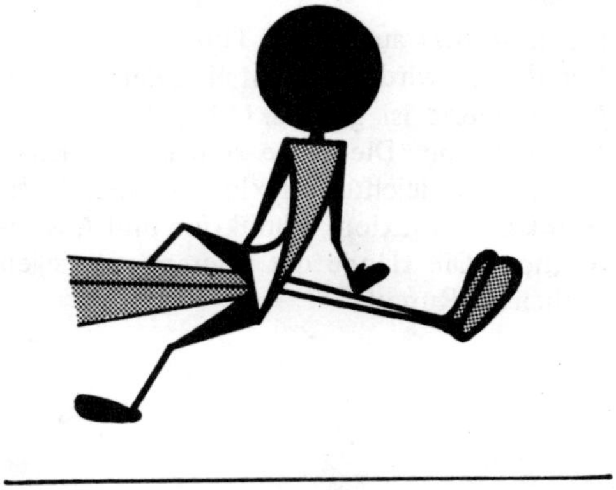

Die Therapeutin hebt ihren rechten Oberschenkel hoch und das Kind verlagert den Oberkörper nach rechts unten. Der Schultergürtel wird gegen das Becken gedreht.

Seitliches Abstützen und in den Vierfüßlerstand kommen

Das Stützen hinter dem Körper entwickelt sich bei einem gesunden Kind ungefähr im Alter von 10 Monaten. Das direkte Stützen hinter dem Körper erfolgt ohne Torsion im Rumpf und wird hier nicht dargestellt.
Im selben Alter lernt das Kind aber auch das Körpergewicht im Sitzen von einer Gesäßhälfte auf die andere zu verlagern und sich mit der Drehung des Schultergürtels gegen das Becken zur Seite umzudrehen. Hierfür muß eine gute Kopfhaltung und die Stützfunktion der Arme vorhanden sein.
In den folgenden Abbildungen bewegt sich das Kind *mit* der Schwerkraft zur belasteten Seite. Bei den Gleichgewichtsreaktionen im Sitzen (S. 92–94) werden die Bewegungen *gegen* die Schwerkraft durchgeführt.

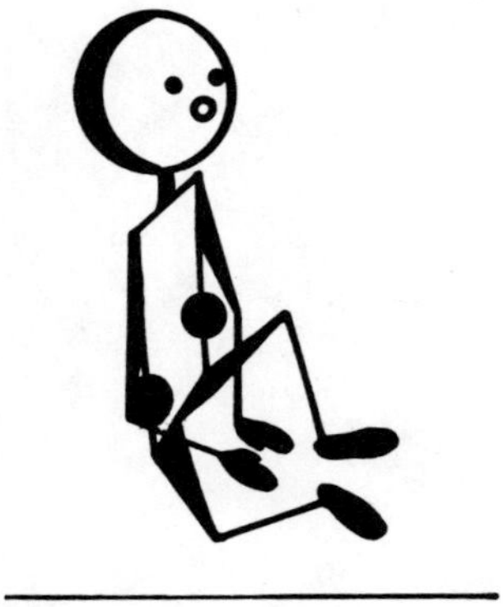

Ausgangsstellung Sitzen

Das Kind sitzt auf beiden Tubera ossis ischii. Der Rumpf wird senkrecht über dem Becken gehalten und ist gestreckt. Der Kopf ist in Mittelstellung. Die Beine sind in den Kniegelenken in leichter Flexion, in den Hüftgelenken in Flexion, Abduktion und Außenrotation. Die Hände der Therapeutin liegen seitlich am Rumpf.

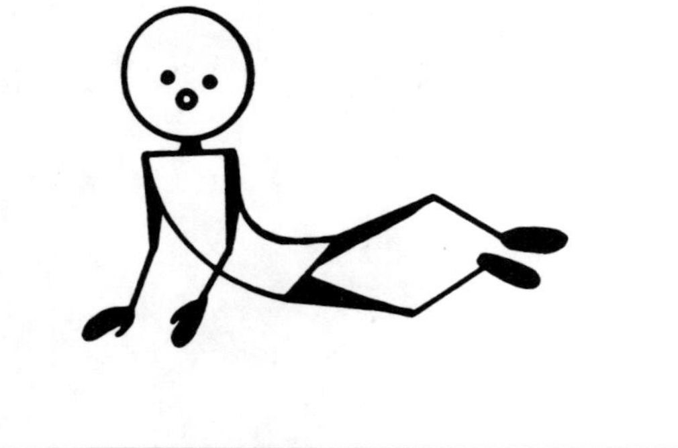

Das Gewicht des Rumpfs wird nach rechts unten verlagert, der Schultergürtel nach rechts gedreht. Beide Hände stützen neben dem Becken auf die Unterlage. Becken und Oberschenkel werden rechts vermehrt belastet. Der Rumpf zeigt eine Lateralflexion nach links.

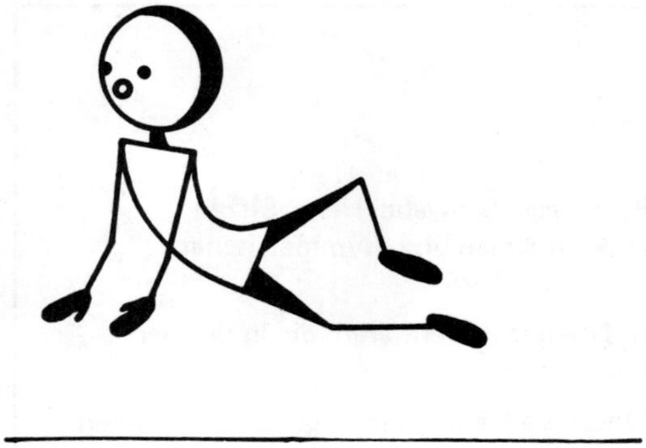

Das Becken folgt der Verlagerung des Schultergürtels und wird auch nach rechts gedreht. Die linke Beckenhälfte wird von der Unterlage abgehoben. Das linke Bein wird mit Abduktion und Flexion im Hüftgelenk in der Luft gehalten.

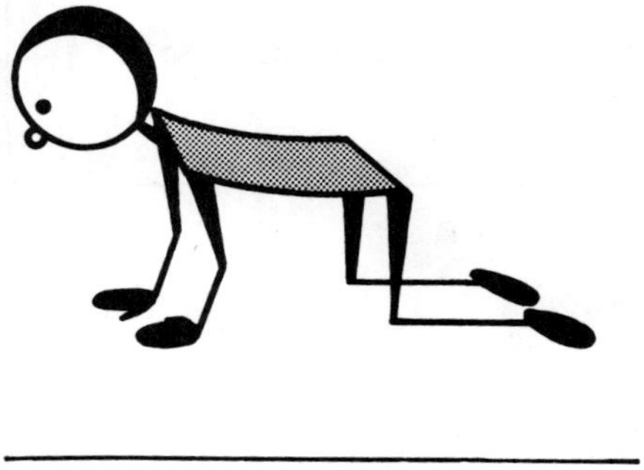

Das Becken wird über die rechte Hüfte gedreht.

Das Kind stützt auf beide Hände und kommt über die Belastung der rechten lateralen Oberschenkelseite in den Vierfüßlerstand.

Lernziele

Sie können:

- folgende Ausgangssstellungen erklären: Bauchlage, Schwebe, Hang, Sitzen (Langsitz mit gebeugten Knien, mit gestreckten Knien und asymmetrischer Langsitz)
- mögliche bewegungsauslösende Griffe der Therapeutin erklären, die in den verschiedenen Ausgangsstellungen das Stützen auslösen
- Richtung der Gewichtsverlagerung des Rumpfes angeben, die folgende Reaktionen auslöst
  - aus der Schwebe die Sprungbereitschaft
  - aus dem Sitzen seitliches Stützen mit einer oder mit zwei Händen
- verschiedene Rumpfbewegungen angeben, die aus dem Sitzen beim seitlichen Stützen mit einer und mit zwei Händen entstehen
- fortlaufenden Bewegungsablauf vom Sitzen in den Vierfüßlerstand unter besonderer Berücksichtigung der Stützfunktion der Arme erklären

8. Entwicklung der Fortbewegung in der Bauchlage

a) Allgemeines

In Kreisrichtung nach rechts und links bewegen und Rückwärtsstoßen

Nachdem ein Kind gelernt hat, sich aus der Bauchlage auf Unterarme und Hände zu stützen (die Entwicklung des Stützens wurde S. 56 beschrieben) entwickelt sich zwischen 7. und 8. Lebensmonat das Bewegen in Kreisrichtung nach rechts und links. Das Kind stützt sich dabei auf Unterarme oder Hände. Es kann sich dabei aber auch auf einen Unterarm und auf eine Hand stützen.

So wie das Kind sich in der Bauchlage vorwärtsbewegen kann, lernt es auch, sich rückwärts zu bewegen. Das Rückwärtsstoßen entsteht in der normalen Entwicklung oft vor der Vorwärtsbewegung, weil die motorische Entwicklung der Arme der der Beine etwas voraus geht.

Entwicklung des Robbens

Bei einem gesunden Kind entwickelt sich ca. zwischen 7. und 9. Lebensmonat das Vorwärtsrobben auf dem Bauch. Das Kind kann noch nicht, wie um den 10. bis 12. Monat, zum Krabbeln kommen. Das Robben ist eine Vorstufe davon und ist in der normalen Entwicklung bei einigen Kindern nur kurze Zeit sichtbar.

Wenn sich durch immer stärker werdende Entwicklung des Extensorentonus die Aufrichtung im Schultergürtel bis zum Unterarmstütz vollzogen hat, und das Kind das Gewicht auf nur einem Unterarm tragen kann, beginnt es bald, sich auf dem Bauch rutschend vorwärtszubewegen.

Nach Peiper (18, S. 236) will das robbende Kind in der ersten Zeit eigentlich keinen Ortswechsel vornehmen, sondern es möchte einen Gegenstand erreichen, der sichtbar außer Reichweite seiner Arme liegt. Es wird am leichtesten robben lernen, wenn ihm ein begehrenswerter Gegenstand als Ziel hingelegt wird. Es greift sofort danach, anfangs mit beiden Händen zugleich, wie es auch in der Rückenlage in der ersten Zeit, in der es Greifen lernt, beide Hände zugleich nach dem begehrten Gegenstand ausstreckt. Hat es einmal beide Hände vorgestreckt, fällt es gewissermaßen vorwärts und setzt seine Arme wieder auf. Jetzt braucht es nur noch den Körper nachzuziehen. Vielleicht wird der Vorwärtsdrang auch durch das Bestreben, mit dem Mund zu greifen, unterstützt, selbst wenn der betreffende Gegenstand nachher nicht mehr in den Mund genommen wird. Erst wenn das Robben der Vorstufe des Krabbelns näher kommt, werden die Arme abwechselnd eingesetzt.

Ebenso haben die Beine zu Beginn keine unterstützende Funktion, sondern bleiben gestreckt.

Beim schnellen Robben eines gesunden Kindes werden Unterarm und gegenüberliegendes Bein gleichzeitig nach vorne gesetzt, ähnlich wie beim gut koordiniert ausgeführten Krabbeln.

Stützen beim Robben

Beim Robben entstehen Stützreaktionen am gebeugten Arm, im Gegensatz zum Krabbeln, wo die Stützreaktionen des gestreckten Armes gebraucht werden. Weil das Stützenlernen mit gestreckten Ellenbogen oft eine sehr lange Zeit in Anspruch nimmt, ist das Robben eine Fortbewegungsmöglichkeit, mit der das Kind schon relativ früh seinen Umkreis erweitern kann. Die Umkreiserweiterung kann für die geistig-seelische Entwicklung des Kindes bedeutsam sein. Im Vergleich zum Rollen (S. 48–53) bewegt das Kind beim Robben alle vier Extremitäten wechselseitig.

Gewichtsverlagerungen beim Robben

Die Gewichtsverlagerungen nehmen beim Robben eine breitere Basis in Anspruch als bei der Fortbewegung in höheren Positionen, wie z. B. beim Krabbeln oder Gehen. Bei Bewegungsabläufen auf kleiner Unterstützungsfläche wird vom Kind ein besseres Balancevermögen gefordert, das durch koordinierte Kopf-, Rumpf- und Extremitätenbewegungen gewährleistet sein muß. Im Hinblick auf das Gleichgewichthalten in höheren Positionen muß das Robben exakt durchgeführt werden.

b) Vorschlag, Robben zu üben

Das Robben entwickelt sich aus der Amphibienreaktion, die mit der Aufrichtung des Schultergürtels und der Fortbewegung kombiniert wird.
Ein Kleinkind stützt sich beim Robben auf die Unterarme. Der jeweilig nach vorne strebende Arm wird im Schultergelenk fast gestreckt. Durch anschließende Adduktion des Schulterblattes an die Wirbelsäule wird der Rumpf über die Unterlage vorwärtsgezogen (Abb. b und d).
Die Vorwärtsbewegung wird durch abwechselnde Streckbewegung der Beine unterstützt (Abb. a, c, e). Wird aus der Bauchlage eine Extremität vorwärtsbewegt, muß sie von der Unterlage abgehoben werden, so daß Schulter- oder Beckengürtel sich nach dorsal aufdrehen. Auf diese Bewegungskomponente wird in der Beschreibung nicht aufmerksam gemacht.

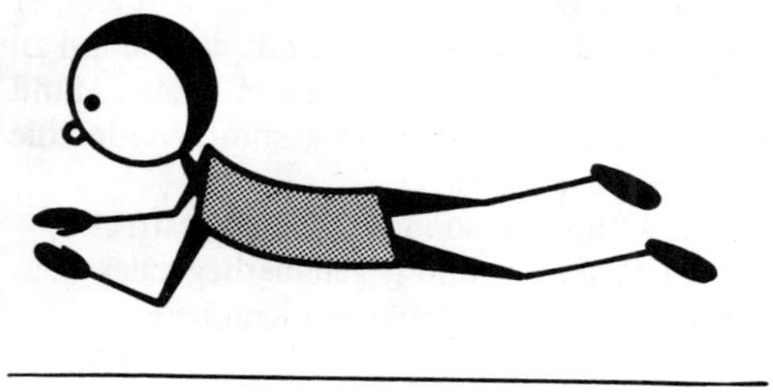

Ausgangsstellung Bauchlage Unterarmstütz

Das Kind stützt sich auf beide Unterarme, die flach auf der Unterlage liegen. Der Kopf wird gegen die Schwerkraft aufrecht gehalten. Die Beine sind in lockerer Extension und in den Hüftgelenken leicht abduziert. Das Becken berührt die Unterlage. Die Hilfen der Therapeutin können am Rumpf oder an den Extremitäten gegeben werden.

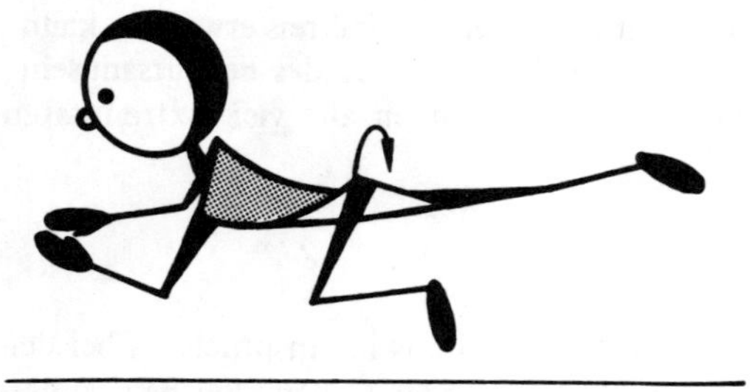

a) Das Gewicht des Beckens wird über die rechte gestreckte Hüfte verlagert, die linke Beckenhälfte wird von der Unterlage abgehoben. Hüft- und Kniegelenk des linken Beines werden flektiert (Amphibienreaktion).

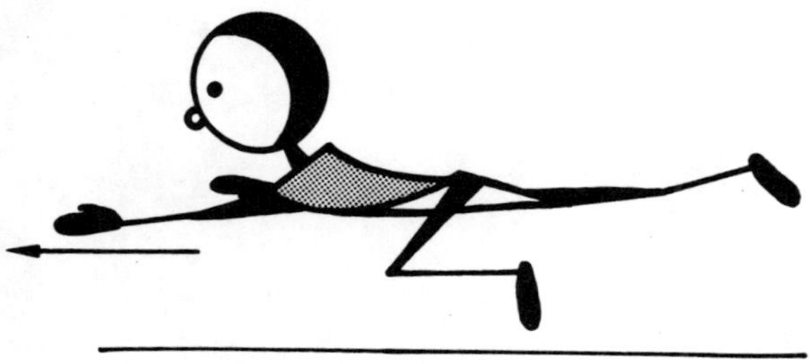

b) Mit der Gewichtsverlagerung des Schultergürtels über den rechten Unterarm wird das rechte Schulterblatt adduziert, und der Rumpf wird nach vorne gezogen. Der linke Arm wird frei und kann nach vorne gelegt werden.

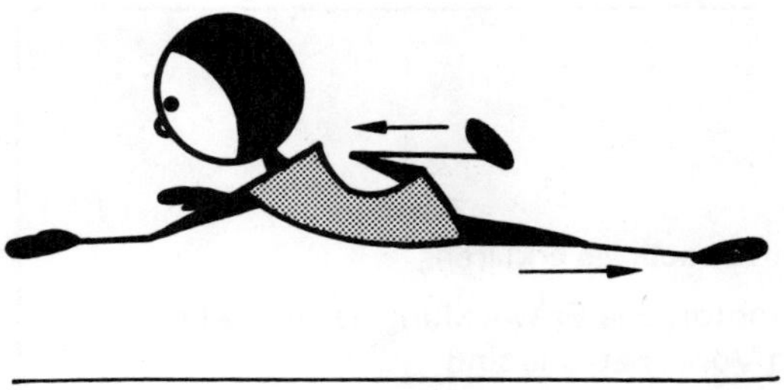

c) Durch Verlagerung des Beckens nach links beginnt sich das gebeugte linke Bein zu strecken. Gleichzeitig beugt sich das rechte Bein in Hüft- und Kniegelenk, und der Rumpf wird nach cranial verschoben, bis die linke Hüfte gestreckt ist. Es entsteht eine Dehnung der linken und gleichzeitige Kontraktion der rechten Rumpfseite.

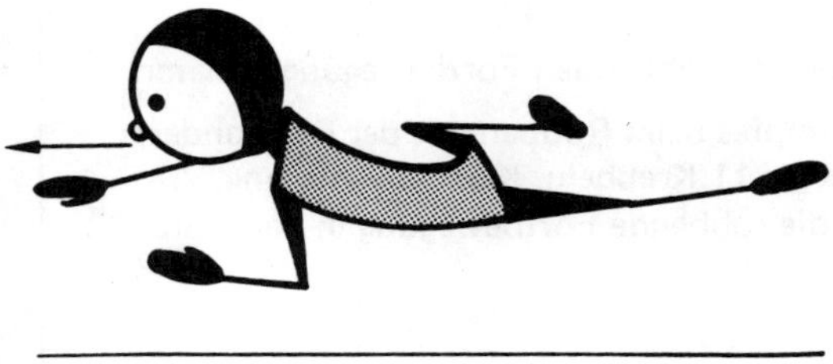

d) Mit Gewichtsverlagerung des Schultergürtels über den linken Unterarm wird das linke Schulterblatt adduziert, und der Rumpf wird nach cranial gezogen. Der rechte entlastete Arm kann nach vorne gelegt werden.

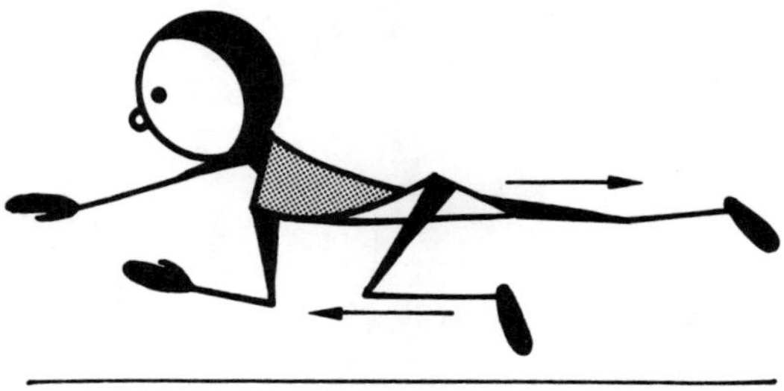

e) Durch Gewichtsverlagerung des Beckens nach rechts beginnt sich das gebeugte rechte Bein zu strecken. Gleichzeitig beugt sich das linke Bein in Hüft- und Kniegelenk, und der Rumpf wird nach cranial verschoben, bis die rechte Hüfte gestreckt ist. Es entsteht eine Dehnung der rechten und gleichzeitige Kontraktion der linken Rumpfseite.

Viele Kinder beginnen erst gut koordiniert, gleichmäßig und schnell zu robben, wenn sich die Gleichgewichtsreaktionen im Vierfüßlerstand entwickelt haben und wenn sie krabbeln können (S. 106). Sie setzen dann immer die sich gegenüberliegenden Extremitäten gleichzeitig bei gleich großem Bewegungsausmaß nach vorne (siehe Abb. c und e).

Lernziele

Sie können:

– verschiedene Fortbewegungsrichtungen in Bauchlage erklären
– motorische Fähigkeiten nennen, die die motorische Entwicklung der Arme betreffen und die für folgende Bewegungen Voraussetzung sind
  - in Kreisrichtung nach rechts und links bewegen
  - Rückwärtsstoßen
  - Vorwärtsrobben
– die oben genannten 3 Fortbewegungsarten mit dem entsprechenden Entwicklungsalter in Beziehung setzen
– Entwicklung des Robbens erklären und die einzelnen Entwicklungsphasen mit dem Lebensalter in Beziehung setzen
– Bewegungsrichtung des Schulterblattes bei der robbenden Fortbewegung erklären
– Basis für die Gewichtsverlagerung des Rumpfes beim Robben mit der Basis anderer Fortbewegungsarten vergleichen (siehe Kap. 11 Krabbeln, Kap. 12 Kniegang, Kap. 16 Gehen) und begründen, warum die robbende Fortbewegung in der motorischen Entwicklung zuerst erscheint

9. Bewegungsabläufe vom Liegen zum Sitzen

Mit ca. 8 bis 9 Monaten zeigt das Kind ein Bestreben, aus der Rückenlage herauszukommen. Es dreht sich geschickt aus der Rücken- in die Bauchlage und kommt über den Vierfüßlerstand zum Sitzen.
Um koordiniert vom Liegen zum Sitzen zu kommen, ist ein Zusammenspiel der Bewegungen notwendig, das sich auf vier Punkte bezieht:

- Abheben des Kopfes von der Unterlage mit Kombination folgender Kopfbewegungen: Flexion, Rotation, Lateralflexion, Extension
- Torsion im Rumpf verbunden mit der Flexion gegen die Schwerkraft, Lateralflexion und Extension des Rumpfes
- Stützen auf Unterarme und Hände
- Koordinierte Beinbewegungen im Verhältnis zu Kopf-, Rumpf- und Armbewegungen

In diesem Kapitel werden Vorschläge gezeigt, mit verschiedenen Bewegungsfolgen aus der Bauch- und Rückenlage zum Sitzen zu kommen. Zur Entwicklung des freien Sitzens und verschiedene Beispiele für freies Sitzen siehe S. 84 und S. 86–88.

a) Aus der Bauchlage zum Sitzen kommen

Über den Vierfüßlerstand in den Seitsitz kommen

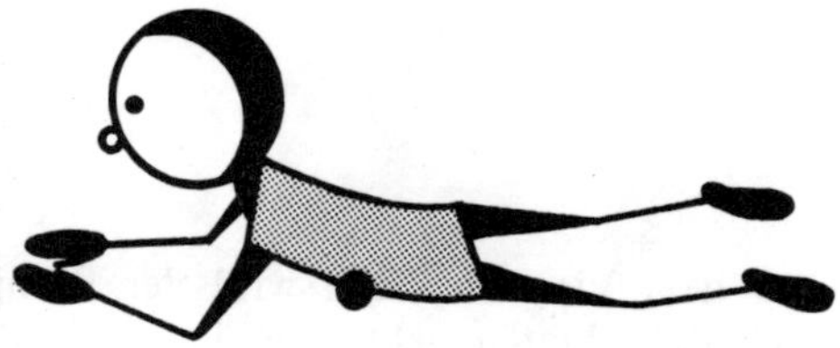

Ausgangsstellung Bauchlage Unterarmstütz

Das Kind stützt sich auf beide Unterarme, die flach auf der Unterlage liegen. Der Kopf wird gegen die Schwerkraft aufrecht gehalten. Die Beine sind in lockerer Extension und in den Hüftgelenken leicht abduziert. Das Becken berührt die Unterlage. Die Hände der Therapeutin liegen seitlich am Rumpf.

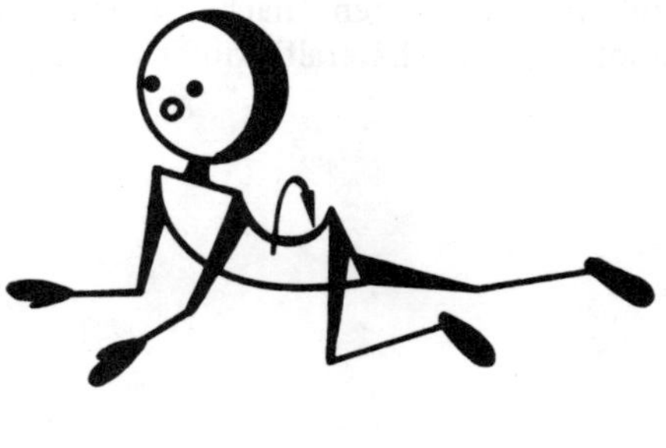

Das Kind wird auf die rechte Seite gedreht. Es stützt auf den rechten Unterarm. Die linke Hand wird nach hinten gezogen und unter der Schulter aufgestellt. Das Becken liegt auf der rechten gestreckten Hüfte. Das linke Bein wird in Hüft- und Kniegelenk angebeugt.

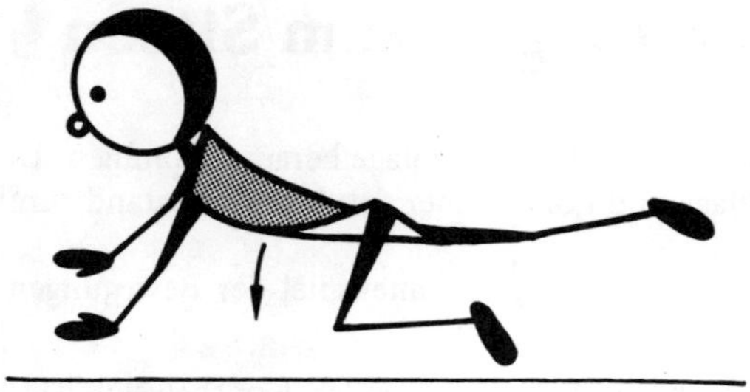

Der Rumpf wird nach links auf Unterschenkel und Hand verlagert. Der linke Ellenbogen wird gestreckt. Die rechte Hand wird zurückgezogen und unter der rechten Schulter aufgestellt und belastet. Das Kind stützt sich jetzt mit gestreckten Ellenbogen auf beide Hände, den linken Unterschenkel und das rechte Bein.

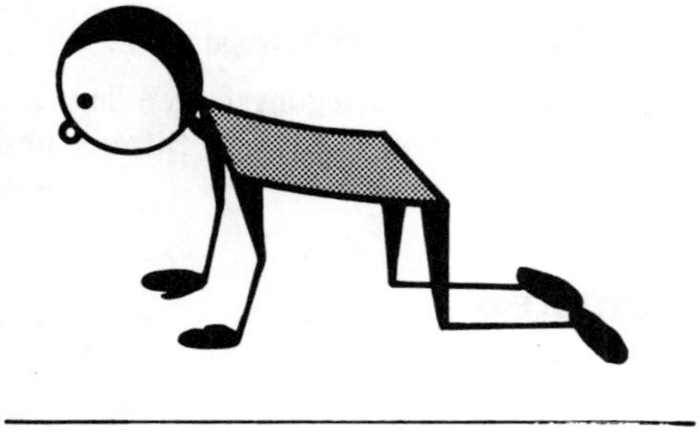

Der Rumpf wird durch Gewichtsverlagerung nach vorne senkrecht über beide Hände und den linken Oberschenkel gebracht. Das Kind steht im Vierfüßlerstand, wenn das rechte Bein in Hüft- und Kniegelenk angebeugt wird.

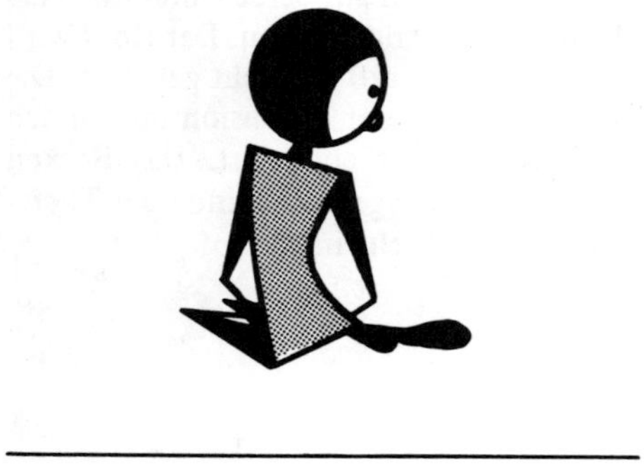

Aus dem Vierfüßlerstand wird der Rumpf nach links hinten neben die Fersen in die Senkrechte verlagert. Das Kind sitzt im Seitsitz links und stützt mit beiden Händen auf die Unterlage. Die linke Gesäßhälfte wird stärker als die rechte belastet. Kopf und Schultergürtel drehen nach rechts. Der Rumpf zeigt eine Lateralflexion nach rechts.

Vom Kopf aus zum Sitzen bringen

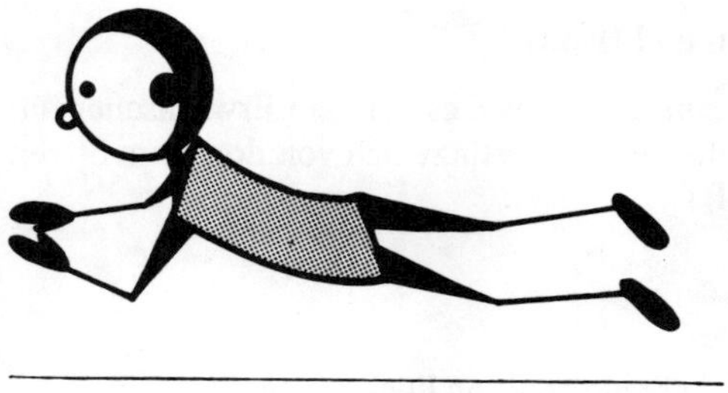

Ausgangsstellung Bauchlage Unterarmstütz

Das Kind stützt sich auf beide Unterarme, die flach auf der Unterlage liegen. Der Kopf wird gegen die Schwerkraft aufrecht gehalten. Die Beine sind in lockerer Extension und in den Hüftgelenken leicht abduziert. Das Becken berührt die Unterlage. Die Therapeutin hält das Kind mit beiden Händen seitlich am Kopf.

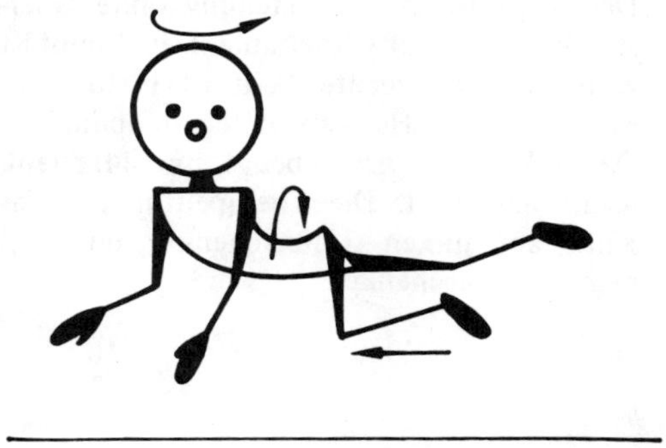

Der Kopf dreht nach links und der Rumpf wird auf die rechte Seite verlagert. Das Kind stützt auf den rechten Unterarm. Das linke Bein wird in Hüft- und Kniegelenk flektiert. Die rechte Rumpfseite wird in Dehnung angespannt, die linke nähert sich an.

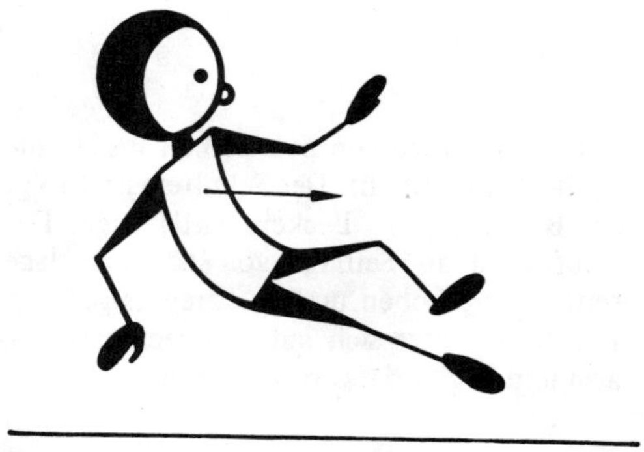

Kopf, Schultergürtel und Becken werden weiter nach links gedreht und in die Frontalebene gebracht. Kopf, Rumpf und Hüftgelenke werden dabei flektiert. Die rechte Hüfte wird belastet, die linke ist noch entlastet. Das linke Bein bewegt sich über die Flexion und Abduktion vor den Körper. Das Kind stützt sich auf die rechte Hand.

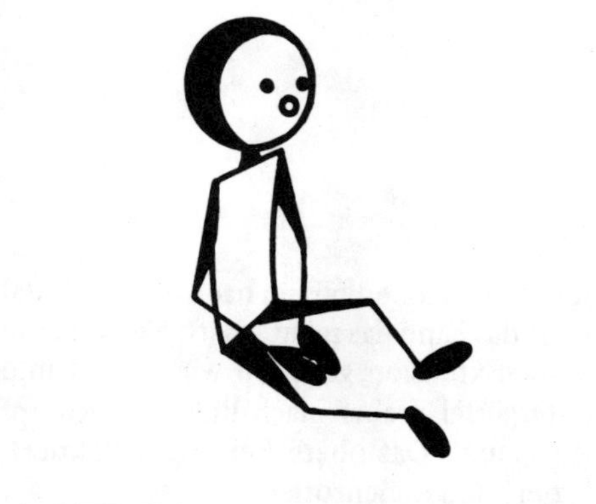

Das Kind belastet beide Tubera ossis ischii und sitzt in der Senkrechten.

b) Aus der Rückenlage zum Sitzen kommen

Auf die Seite drehen und hochstützen (auf Unterarm und Hand)

Ein Kleinkind kommt niemals aus der Rückenlage zum Sitzen, wie es z. B. ein Erwachsener tun kann. Es dreht sich aus der Rückenlage zuerst auf die Seite und stützt sich von dort zum Sitzen hoch. (Hinweise zu den Beinbewegungen siehe S. 51.)

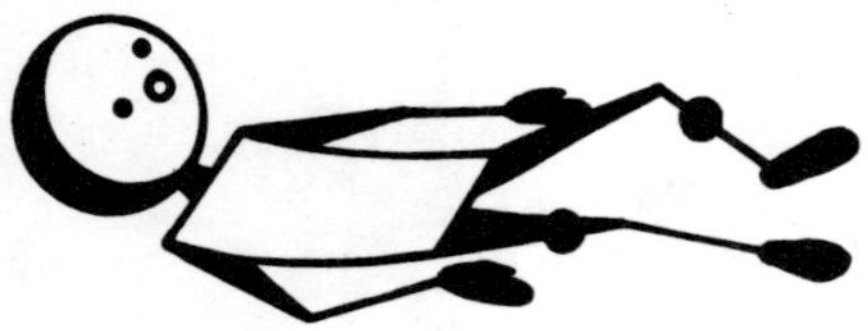

Ausgangsstellung Rückenlage

Der Kopf ist in Mittelstellung ohne Überstreckung der Halswirbelsäule. Der Rumpf ist gestreckt. Das rechte Bein ist in lockerer Extension, im Hüftgelenk leicht abduziert. Das linke Bein wird gebeugt, im Hüftgelenk leicht abduziert. Die Therapeutin hält das Kind am linken Unterschenkel und am rechten Oberschenkel.

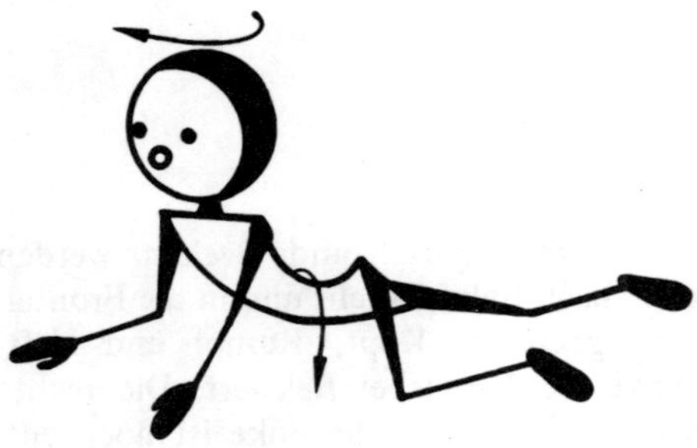

Der Rumpf wird von den Beinen aus auf die rechte Seite gedreht. Der Schultergürtel folgt der Bewegung des Beckens aktiv nach. Der Kopf wird ab Seitlage von der Unterlage seitlich abgehoben und nach rechts gedreht. Das Kind stützt sich auf den rechten Oberarm und liegt auf der rechten Hüfte.

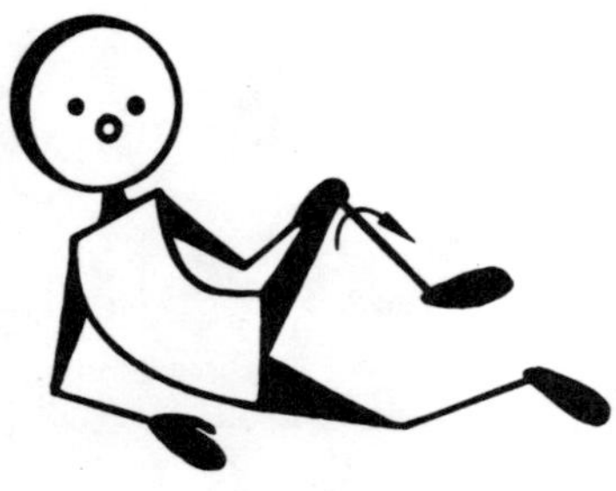

Durch Zug am oberen Bein nach dorsal caudal belastet das Kind das rechte Hüftgelenk, das in lockerer Extension gehalten wird. Kopf und Schultergürtel drehen nach links, der Rumpf wird gebeugt. Das obere Bein wird flektiert, abduziert und außenrotiert.

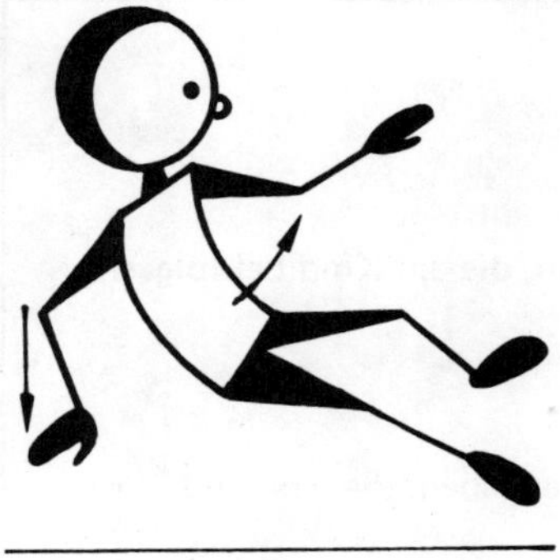

Das Kind dreht Kopf, Schultergürtel und Becken weiter in die Frontalebene, stützt sich auf den gestreckten Arm und kommt in die Senkrechte.

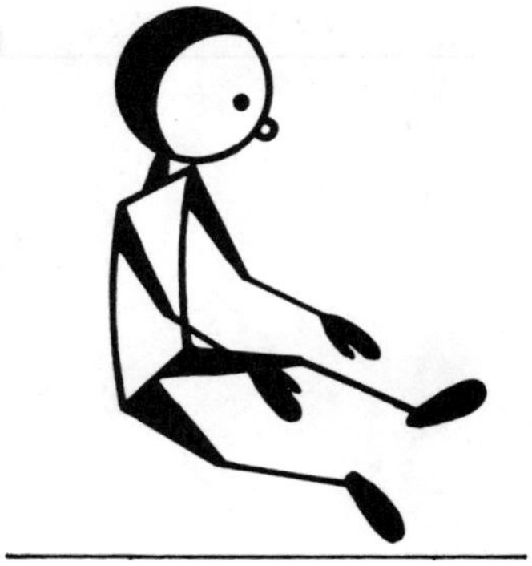

Es belastet beide Tubera ossis ischii. Der Rumpf wird senkrecht über das Becken gebracht. Der Rücken ist gestreckt, und der Kopf wird in Mittelstellung gehalten.

Lernziele

Sie können:

– die erforderlichen Kopf- und Rumpfbewegungen nennen, die ein Kind bei folgenden Bewegungsabläufen ausführen muß
  - von der Bauchlage zum Sitzen
  - von der Rückenlage zum Sitzen
– mögliche bewegungsauslösende Griffe der Therapeutin angeben, die ein Kind aus der Bauch- und Rückenlage zum Sitzen bringen
– die erforderlichen Stützfunktionen der Arme und die Belastung der Hüftgelenke während folgender Bewegungsabläufe erklären
  - aus der Bauchlage zum Sitzen kommen
  - aus der Rückenlage zum Sitzen kommen

Lernziele zur folgenden Entwicklungstabelle

Sie können:

- Zeitangaben zwischen 0–4. Monat machen, wann sich folgende Kopfbewegungen beim passiven Hochziehen zum Sitzen entwickeln
  - Kopf hängt nach hinten
  - Kopf wird ruckweise nach vorne genommen
  - Kopf wird aktiv nach vorne gebeugt
- folgende Kopfbewegungen während 0–5. Entwicklungsmonat zeitlich einordnen, die beim gehaltenen Sitzen entstehen
  - Kopf fällt nach vorne
  - Kopf kann für kurze Zeit hochgehoben werden
  - Kopf kann sicher in alle Richtungen bewegt werden
- angeben, in welchem Entwicklungsalter folgende Stützreaktionen im Sitzen erscheinen
  - nach vorne
  - zur Seite
  - nach hinten
- Zeitangaben machen, wann freies Sitzen mit abduzierten Beinen möglich ist und in welchem Alter der Rücken folgende Haltungen zeigt
  - gleichmäßig rund
  - weniger gerundet
  - in der Lendenwirbelsäule gestreckt

10. Entwicklung des freien Sitzens (0 bis 10 Monate)

a) Übersicht

Alter in Monaten

1 *Passives Hochziehen zum Sitzen*: Kopf bleibt zurück. Beine in regloser Flexion und leichter Abduktion. *Gehaltenes Sitzen*: Kopf fällt nach vorne, Rücken gleichmäßig rund.

2 *Passives Hochziehen zum Sitzen*: Kopf beginnt ruckweise mitzukommen.

3 *Gehaltenes Sitzen*: Kopf wird nach vorne gebeugt, kann für kurze Zeit hochgehoben werden.

4 *Passives Hochziehen zum Sitzen*: Kopf wird aktiv nach vorne mitgenommen. Beine werden bei Abduktion in den Hüften bis an den Bauch gebeugt. *Gehaltenes Sitzen*: Rücken weniger rund.

5 *Gehaltenes Sitzen:* Kopf wird in alle Richtungen frei bewegt.

6 Kind hilft mit beim Aufsetzen. Kann unterstützt sitzen. Beginnende Stützreaktionen im Sitzen nach vorne.

7

8 *Passives Hochziehen zum Sitzen*: Flexion von Kopf, Rumpf und Extremitäten läßt nach. Kopf 2/3 gebeugt. Halbstreckung der Knie. Beine in den Hüftgelenken abduziert. Zieht sich allein zum Sitzen hoch. Beginnende Stützreaktionen zur Seite.

9 Kann mit geradem Rücken und gestreckten Beinen im Langsitz sitzen. (Beine in den Hüftgelenken abduziert.)

10 *Passives Hochziehen zum Sitzen*: Beine in den Hüften abduziert, Knie locker gestreckt. Flexion des Rumpfes nur noch lumbosacral. Beginnende Stützreaktionen nach hinten. Kind kann beliebig lange sitzen. Rücken im Sitzen gestreckt. Dreht sich im Sitzen um seine Achse. Gelangt vom Sitzen in die Bauchlage.

Bedeutung des Sitzens

Lernt ein motorisch behindertes Kind freies Sitzen, kann es mit seinen Händen etwas tun, sofern es geistig und manuell dazu in der Lage ist. Bei gutem Gleichgewicht kann es eine Arbeit verrichten, ohne Angst haben zu müssen umzufallen.
Schwieriger als die Sitzstellung ist der Weg von einer Stellung in die andere, z. B. vom Liegen zum Sitzen oder vom Liegen in den Stand (S. 77–81 und S. 117–121).
Für die Balancereaktionen, die die verschiedenen Sitzstellungen miteinander verbinden, muß eine gute Stützfunktion der Arme und Beine vorhanden sein. Die gute Beweglichkeit im Sitzen (S. 66–70 und S. 92–94) und die voll entfalteten Gleichgewichtsreaktionen im Stand (S. 138–140) sind notwendig, damit das Kind sicher, schnell und gut koordiniert laufen kann. In der Entwicklung beeinflussen sich die verschiedenen Entwicklungsstadien gegenseitig.

Die Unterstützungsfläche beim Sitzen

Im Sitzen hält das Kind in seiner motorischen Entwicklung das erste Mal seinen Rumpf senkrecht. Die Unterstützungsfläche hierfür bilden Gesäß und Beine, die verschiedene Stellungen einnehmen können. Je weiter die Beine z. B. in den Hüftgelenken gespreizt sind, desto größer ist die Basis und desto leichter damit das Gleichgewichtshalten.
Zunächst werden in diesem Kapitel Beispiele für verschiedene Sitzstellungen gegeben, dann werden Vorschläge für Bewegungsabläufe im Sitzen beschrieben.

b) Beispiele für verschiedene Sitzstellungen

Langsitz mit gebeugten Knien

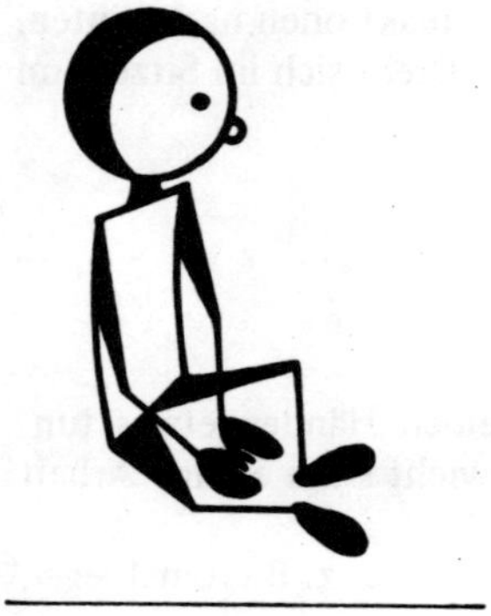

Sitz mit Beinen in Flexion, Abduktion und Außenrotation

Der Rücken ist gestreckt, der Kopf wird in Mittelstellung aufrecht gehalten (Mundspalte ist waagrecht, Scheitel zeigt nach oben).

Langsitz mit gestreckten Knien

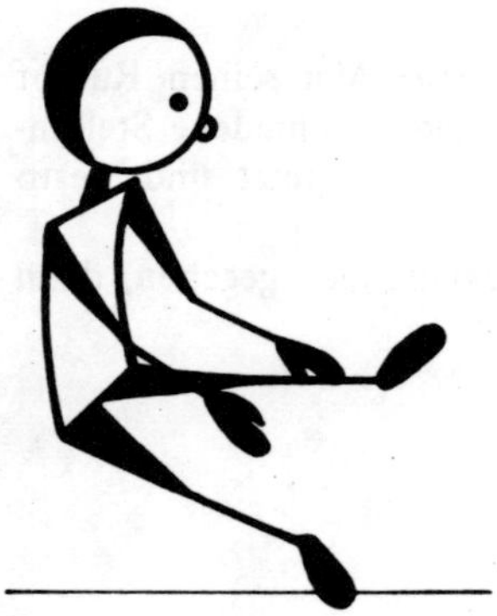

Der Rücken ist gestreckt, der Kopf wird in Mittelstellung aufrecht gehalten. Die Beine sind in den Hüftgelenken in Flexion und Abduktion, eventuell leicht nach außen rotiert. Die Knie sind gestreckt, die Fuß- und Zehengelenke in Mittelstellung.

Bei Kindern, die schon stehen können, kann der Langsitz im Stand vorbereitet werden, wie auf S. 131 beschrieben.

Fersensitz

Ein Kind sollte nicht nur das „normale Sitzen" lernen, bei dem seine Beine vor ihm liegen, sondern es sollte ebenso fähig sein, seinen Oberkörper senkrecht zu halten, wenn die Beine im Fersensitz mit gebeugten Knien und gestreckten Fußgelenken unter dem Rumpf liegen. Es sollte auch lernen, mit dem Gesäß neben beiden Unterschenkeln im Seitsitz (siehe S. 88) zu sitzen. Um Beugekontrakturen nicht zu unterstützen, sollten bei bewegungsgestörten Kindern beide Sitzhaltungen wegen der starken Flexion der Kniegelenke nicht als Dauerstellung eingenommen werden.
Fersensitz und Seitsitz sind Stellungen, über die ein Kind z. B. in den Kniestand (S. 110) und von dort über den Halbkniestand in den Stand kommen kann (S. 121).

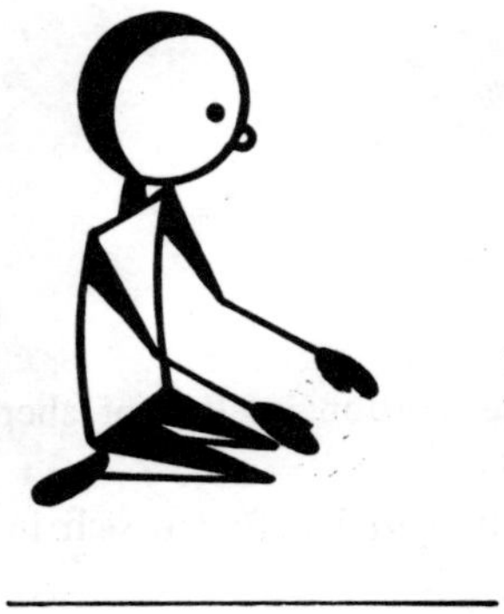

Das Kind sitzt mit dem Gesäß auf beiden Fersen. Der Rücken ist gestreckt, der Kopf wird aufrecht gehalten.

Seitsitz

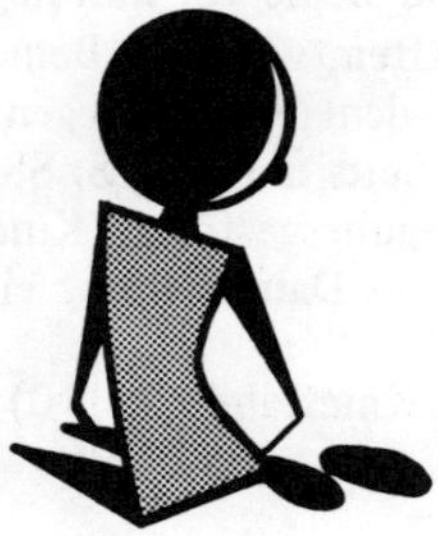

Seitsitz links mit Torsion im Rumpf

Das Kind sitzt mit dem Gesäß links neben den Fersen. Kopf und Schultergürtel drehen nach rechts zu den Unterschenkeln. Die linke Gesäßhälfte wird stärker als die rechte belastet.

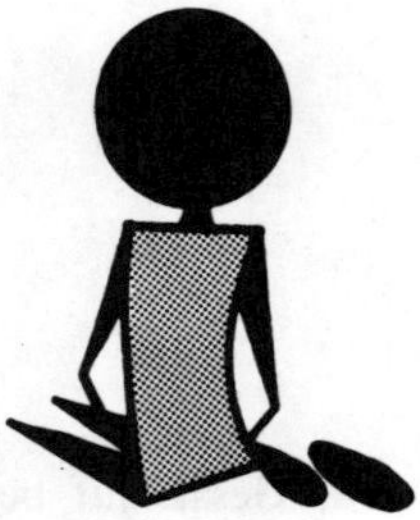

Seitsitz links ohne Torsion im Rumpf aber mit Lateralflexion

Becken und Schultergürtel befinden sich in einer Ebene.

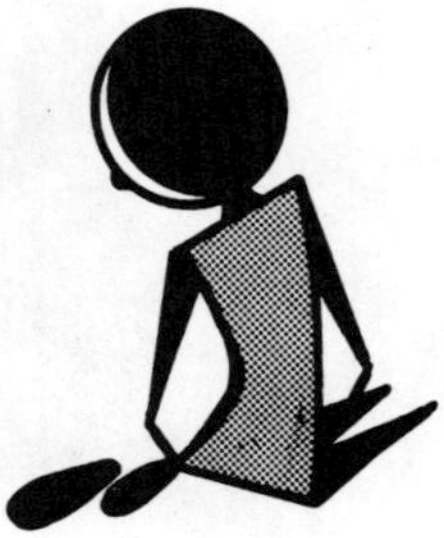

Seitsitz rechts mit Torsion im Rumpf

Das Kind sitzt mit dem Gesäß rechts neben den Fersen. Kopf und Schultergürtel drehen nach links zu den Unterschenkeln.

Die rechte Gesäßhälfte wird stärker als die linke belastet.

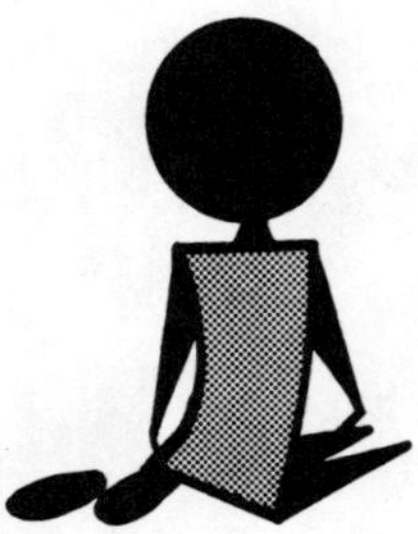

Seitsitz rechts ohne Torsion im Rumpf aber mit Lateralflexion

Becken und Schultergürtel befinden sich in einer Ebene.

c) Bewegungsabläufe im Sitzen

Vom Seitsitz in den Fersensitz kommen

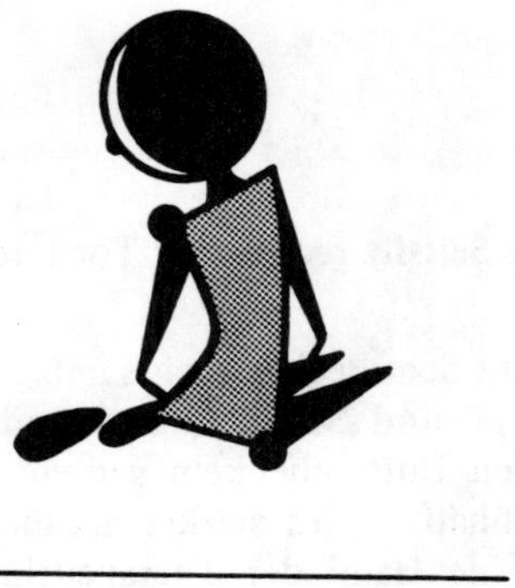

Ausgangsstellung Seitsitz rechts (mit Torsion)

Das Kind sitzt mit dem Becken rechts neben den Fersen. Kopf und Schultergürtel sind nach links zu den Unterschenkeln gedreht. Die rechte Gesäßhälfte wird stärker als die linke belastet. Eine Hand der Therapeutin liegt auf der vermehrt belasteten Beckenhälfte, die andere an der diagonal dazu liegenden Schulter.

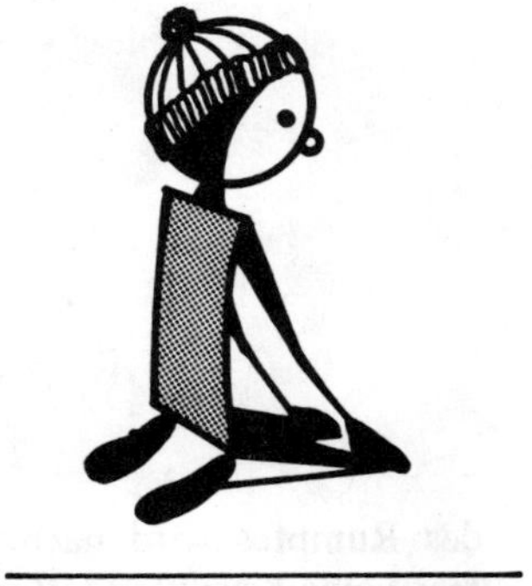

Mit Drehung des Schultergürtels nach rechts und Verschiebung des Beckens nach links wird das Gesäß über beide Fersen gebracht.

Beim Fersensitz sind beide Kniegelenke in totaler Flexion. Beim „aufgebrochenen Fersensitz" (vgl. S. 128) sitzt das Kind mit dem Gesäß auf nur einer Ferse, während das andere Bein mit dem Fuß vorne aufgestellt wird.

Wechsel vom Seitsitz rechts in den Seitsitz links

Beim Wechsel vom Seitsitz rechts in den Seitsitz links kommt es zu einer Verlagerung des Rumpfes, bei der beide Ober- und Unterschenkel (bei gebeugten Kniegelenken) zusammen mit dem Becken die Unterstützungsfläche bilden. Die Hüften werden dabei mehr oder weniger gebeugt, je nachdem, wie weit entfernt vom Rumpf die Hände auf die Unterlage stützen. Beim Wechsel ohne Aufstützen der Hände wird der Rumpf senkrecht balanciert.

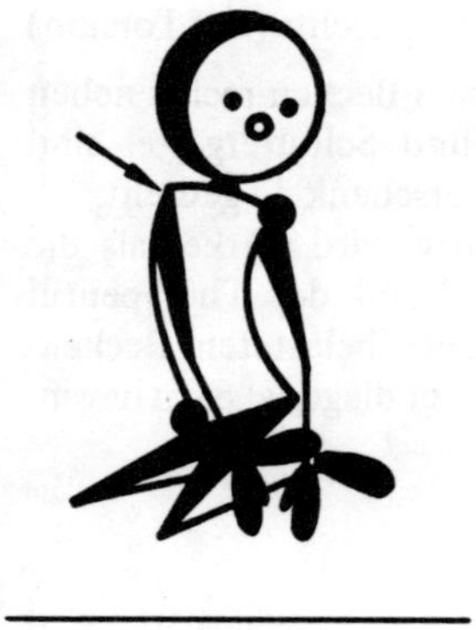

Ausgangsstellung Seitsitz rechts (mit Torsion im Rumpf)

Das Kind sitzt mit dem Becken rechts neben den Fersen. Kopf und Schultergürtel sind nach links zu den Unterschenkeln gedreht. Die rechte Gesäßhälfte wird stärker als die linke belastet. Eine Hand der Therapeutin liegt auf der vermehrt belasteten Beckenhälfte, die andere an der diagonal dazu liegenden Schulter.

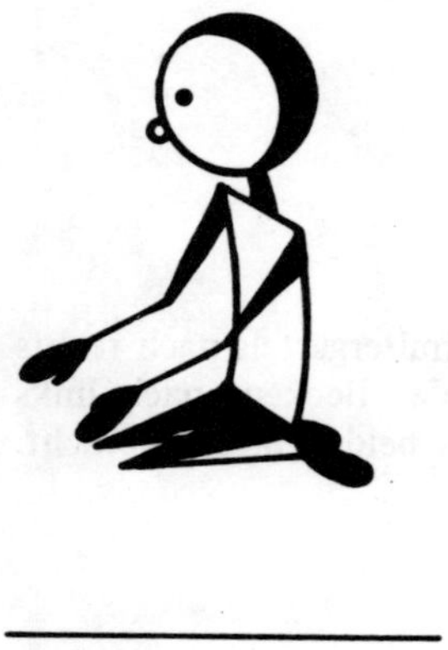

Der Schwerpunkt des Rumpfes wird nach vorne in Richtung über beide Knie verlagert. Mit Drehung des Schultergürtels nach rechts und Verschiebung des Beckens nach links wird das Gesäß über beide Fersen gebracht.

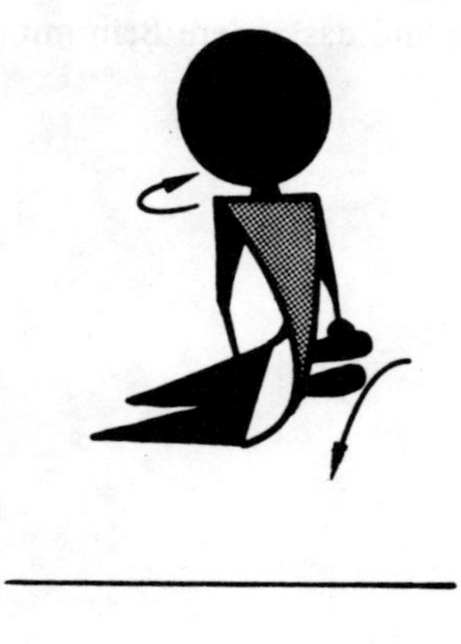

Wird die Drehung des Schultergürtels nach rechts und die Verschiebung des Beckens nach links weitergeführt, bewegt sich das Kind in den Seitsitz links.

d) Gleichgewichtsreaktionen im Sitzen

In einem Alter von 10 Monaten haben sich die Gleichgewichtsreaktionen im Sitzen entwickelt. Mit 10 Monaten kann ein Kind sich im Sitzen mit beiden Händen nach vorn, zur Seite und nach hinten abstützen. Die sicheren Gleichgewichtsreaktionen im Sitzen und die Gleichgewichtsreaktionen im Vierfüßlerstand (vgl. S. 97) sind notwendig, damit das Kind sicher, schnell und koordiniert krabbeln kann. Schnelles Krabbeln ist oft erst zu beobachten, wenn das selbständige Laufen beginnt.
Gewichtsverlagerungen im Sitzen müssen in alle Richtungen geübt werden, um ein sicheres Sitzen zu trainieren und um später Gleichgewichtsreaktionen und Bewegungsabläufe in höheren Stellungen, z. B. im Kniestand, Halbkniestand und Stand, zu gewährleisten.
Bei extremer Gewichtsverlagerung und kleiner Unterstützungsfläche ist im Sitzen neben koordinierter Kopf- und Rumpfbalance die Arbeit der Bein- und Armmuskulatur ausschlaggebend für das Gleichgewichthalten.

Motorische Voraussetzungen

- Aufrichtung des Kopfes gegen die Schwerkraft
- koordinierte Rumpfbewegungen:
  Torsion, Lateralflexion, Extension, Flexion
- koordinierte Bewegungen der Arme und Beine
- Stützreaktion und Stützfunktion der Arme und Beine

Praktische Durchführung

In diesem Kapitel werden Vorschläge beschrieben, Gewichtsverlagerungen nach hinten, zur Seite und nach vorne auszulösen.

Gewichtsverlagerungen können im Sitzen geübt werden, indem die Therapeutin das Gleichgewicht z. B. vom Rumpf aus stört. Sie kann die Verlagerung des Rumpfes auch erreichen, wenn sie im Langsitz die Beine von der Unterlage abhebt. Kopf, Rumpf und Extremitäten müssen dann mit den richtigen Bewegungen das Gleichgewicht zurückerobern und der Verschiebung des Gewichtes entgegenwirken. Die Therapeutin muß lange genug auf die gewünschten Reaktionen warten. Sie muß dem Kind Zeit zum Reagieren geben, bevor sie ihm bei den gleichgewichtshaltenden Bewegungen hilft.

Die dargestellten Beispiele dieses Kapitels werden nicht sichtbar, wenn sich das Kind mit den Händen auf der Unterlage abstützt. Statt der Stützfunktion von Armen und Beinen wird ihre gleichgewichtshaltende Funktion gebraucht, d. h. ihr Gewicht wird in ein bestimmtes Stellungsverhältnis zum Körper gebracht und die Muskulatur nimmt dabei einen bestimmten Spannungszustand an, sie darf weder zu schlaff noch zu verkrampft sein.

Gewichtsverlagerung nach hinten

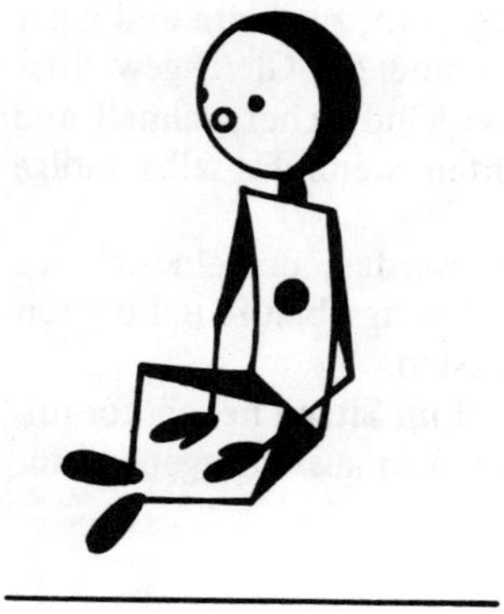

Ausgangsstellung Sitz

Der Rücken ist gestreckt, der Kopf wird in Mittelstellung aufrecht gehalten. Die Beine sind in den Hüftgelenken in Flexion und Abduktion, eventuell leicht nach außen rotiert. Die Knie sind locker gebeugt, die Fuß- und Zehengelenke in Mittelstellung. Eine Hand der Therapeutin liegt an der Ventralseite des Rumpfes, die zweite Hand zur Sicherung an Kopf oder Rücken.

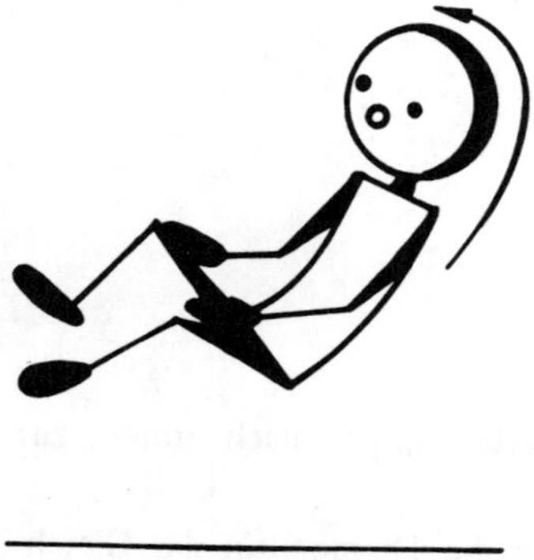

a) Der Schwerpunkt des Oberkörpers kann z. B. durch kontinuierlichen Schub gegen Brustbein und Bauch nach hinten verlagert werden. Kopf und Rumpf beugen sich an. Die Beine werden von der Unterlage abgehoben und in Hüft- und Kniegelenk flektiert.

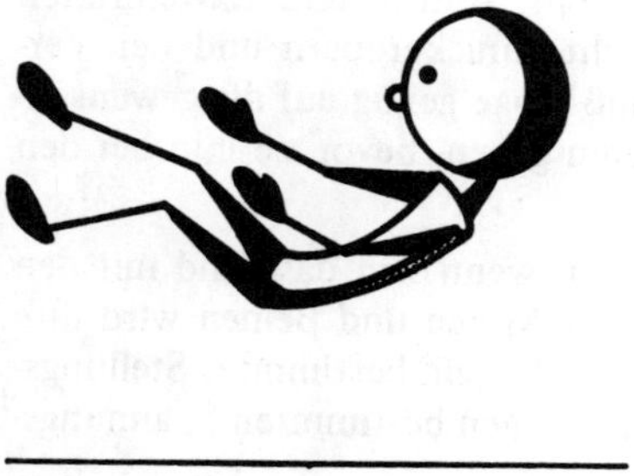

b) Wird der Schwerpunkt des Oberkörpers noch weiter nach hinten verlagert, ändert sich die Reaktion der Beine. Die Kniegelenke werden – bei gleichbleibender Flexion in den Hüftgelenken – vermehrt gestreckt.

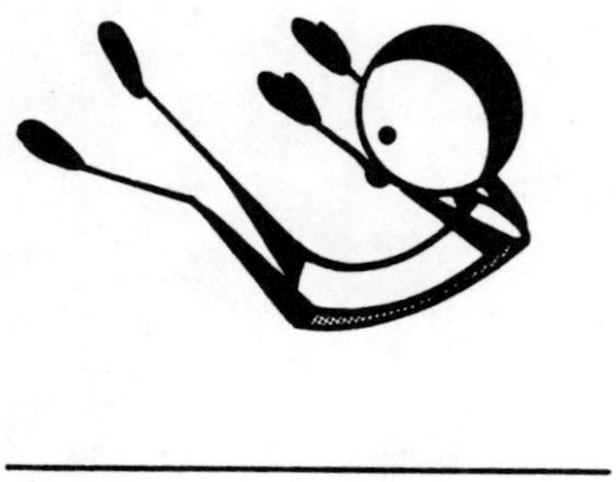

c) Bei noch weiterer Rückverlagerung strecken sich die Knie fast bis zur vollen Extension. Kopf und obere Brustwirbelsäule werden vermehrt flektiert.

Die Gewichtsverlagerung führt dahin, daß folgende Bewegungen gleichzeitig entstehen:

Kopf und Rumpf bewegen sich in eine Flexion. Bei leichter Verlagerung nach hinten (Abb. a), werden *Hüft- und Kniegelenke* leicht flektiert. Die Füße und Zehen werden dorsalflektiert.
Je weiter das Gewicht nach hinten verlagert wird (Abb. b und c), desto mehr Extension zeigen die Kniegelenke, während die Hüften flektiert bleiben. Je stärker die Rückverlagerung durchgeführt wird, desto mehr flektieren sich Kopf und obere Brustwirbelsäule.
Beobachtet man *die Arme*, so befinden sie sich zuerst annähernd in einer Parallelstellung neben dem Rumpf (Ausgangsstellung). Von dort bewegen sie sich in eine annähernd waagrechte Stellung zum Rumpf (Abb. b). Bei extrem starker Gewichtsverlagerung zeigen die Arme beinahe senkrecht nach oben (Abb. c).

Gewichtsverlagerung zur Seite

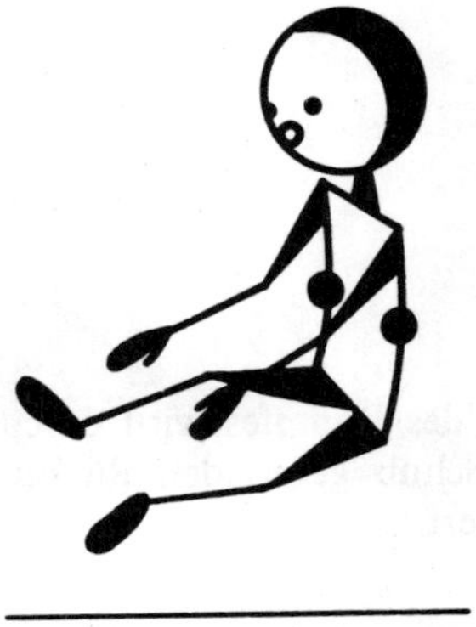

Ausgangsstellung Langsitz

Der Rücken ist gestreckt, der Kopf wird in Mittelstellung aufrecht gehalten. Die Beine sind in den Hüftgelenken in Flexion und Abduktion, eventuell leicht nach außen rotiert. Die Knie sind gestreckt, die Fuß- und Zehengelenke in Mittelstellung. Die Hände der Therapeutin liegen seitlich am Rumpf.

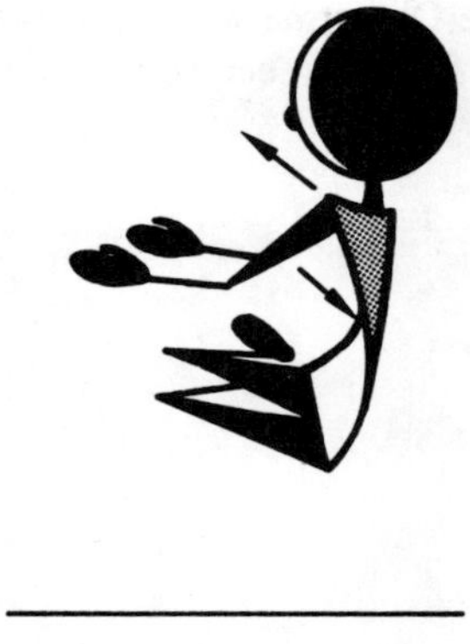

Die Verlagerung des Rumpfes nach dorsal und nach links kann z. B. durch kontinuierlichen Schub gegen die rechte Rumpfseite ausgelöst werden. Das Kind dreht und neigt den Kopf nach rechts. Der Rumpf zeigt eine Lateralflexion, Torsion und Flexion zur entlasteten Seite nach rechts.
Das rechte Bein wird in Hüft- und Kniegelenk flektiert, im Hüftgelenk leicht adduziert und innenrotiert. Das Bein der belasteten Rumpfseite wird flektiert, abduziert und außenrotiert.
Die Arme werden ebenfalls nach rechts gerichtet. Bei starker Verlagerung des Rumpfes zur Seite wird die rechte Beckenhälfte von der Unterlage abgehoben.

Gewichtsverlagerung nach vorne

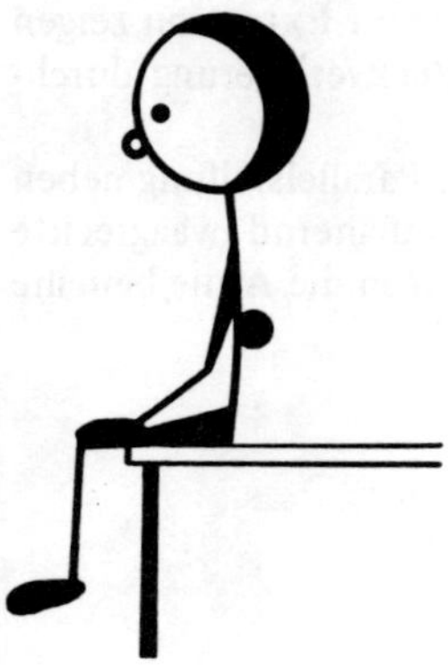

Ausgangsstellung Sitzen

Das Kind sitzt mit hängenden Beinen auf einem Tisch oder Hocker. Es sitzt auf beiden Tubera ossis ischii. Die Hüft- und Kniegelenke sind flektiert. Der Rücken ist gerade und der Kopf in Mittelstellung (Mundspalte waagrecht, Scheitel zeigt nach oben). Die Hände der Therapeutin liegen dorsal am Rumpf.

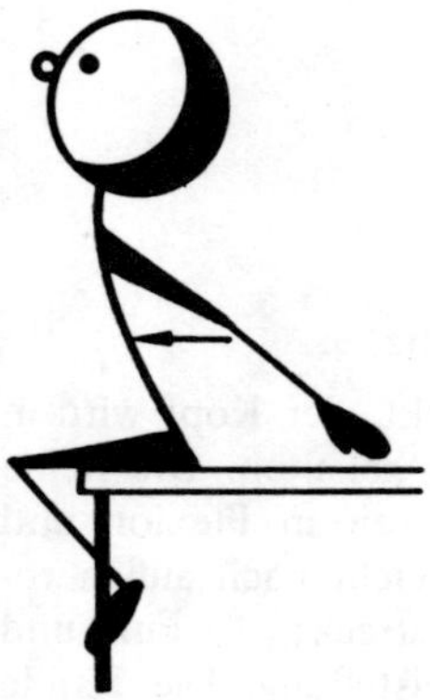

Der Schwerpunkt des Rumpfes wird durch kontinuierlichen Schub gegen den Rücken nach ventral verlagert.

Der Bewegungsablauf führt dahin, daß folgende Bewegungen gleichzeitig entstehen:

Rumpf und Halswirbelsäule bewegen sich in eine Überstreckung. Die Oberarme werden retrahiert, die Ellenbogen gestreckt. *Die Hüft- und Kniegelenke* sind flektiert, bei vermehrter Gewichtsverlagerung bewegen sie sich in stärkere Flexion.

Lernziele

Sie können:

- folgende Ausgangsstellungen erklären
  - Langsitz mit gebeugten und gestreckten Knien
  - Seitsitz mit Torsion im Rumpf
  - Seitsitz ohne Torsion aber mit Lateralflexion im Rumpf
- Rumpfbewegungen erklären, die bei folgenden Bewegungsabläufen entstehen
  - vom Seitsitz in den Fersensitz
  - Wechsel vom Seitsitz rechts in den Seitsitz links
- motorische Fähigkeiten aufzählen, die für Gleichgewichtsreaktionen im Sitzen Voraussetzung sind
- Kopf-, Rumpf- und Extremitätenbewegungen bei folgenden Gewichtsverlagerungen erklären
  - bei leichter Gewichtsverlagerung nach hinten
  - bei stärkerer Gewichtsverlagerung nach hinten
  - bei starker Gewichtsverlagerung nach hinten
- Kopf-, Rumpf- und Extremitätenbewegungen bei folgenden Gewichtsverlagerungen im Sitzen erklären
  - zur Seite
  - nach vorne

11. Bewegungsabläufe im Vierfüßlerstand

a) Allgemeines

Vorbereitung für das Kriechen

Voraussetzung für den Vierfüßlerstand sind eine gute Kopf- und Rumpfhaltung und sichere Stützfunktionen der Arme und Beine. Das Kind muß den Kopf in alle Richtungen frei bewegen können, ohne daß Tonusschwankungen der Muskulatur und Mitbewegungen der Arme und Beine ausgelöst werden. Für das Krabbeln muß der sichere Vierfüßlerstand entwickelt sein.
Als Vorbereitung hierfür „schaukelt" ein gesundes Kind zwischen 8. und 10. Lebensmonat im Vierfüßlerstand in alle Richtungen, d. h., daß Arme und Beine bei der Gewichtsverlagerung nicht von der Unterlage abgehoben werden. Hiermit erprobt und übt es seine Balancefähigkeit. Am Anfang fällt es beim „Schaukeln" oft um und muß sich durch dauerndes Wiederaufrichten den Vierfüßlerstand neu erarbeiten.
In der motorischen Entwicklung ist die Phase des „Schaukelns" bei einigen Kindern nur kurz zu beobachten, bei anderen wird es über eine längere Zeitspanne geübt.

Die Gleichgewichtsreaktionen im Sitzen und im Vierfüßlerstand entwickeln sich zur selben Zeit wie der Beginn des Krabbelns. Die Entfaltung der Gleichgewichtsreaktionen in beiden Stellungen ist für den Beginn der Gleichgewichtsreaktionen im Stand (siehe S. 138–140) notwendig.

b) Bewegungen im Vierfüßlerstand

In diesem Kapitel wird zunächst das „Schaukeln" und das Abheben von ein oder zwei Extremitäten im Vierfüßlerstand gezeigt. Dann folgen Bewegungsbeispiele, die die Stützreaktion und Stützfunktion der Arme verbessern können. Am Schluß werden Vorschläge für Widerstandsübungen dargestellt.

Gewichtsverlagerung ohne Abheben der Extremitäten („schaukeln")

Wird bei festgestellten Unterschenkeln und Händen der Rumpf aus dem Vierfüßlerstand verlagert, verändern sich die Stellungen von Hüft-, Knie- und Schultergelenken.

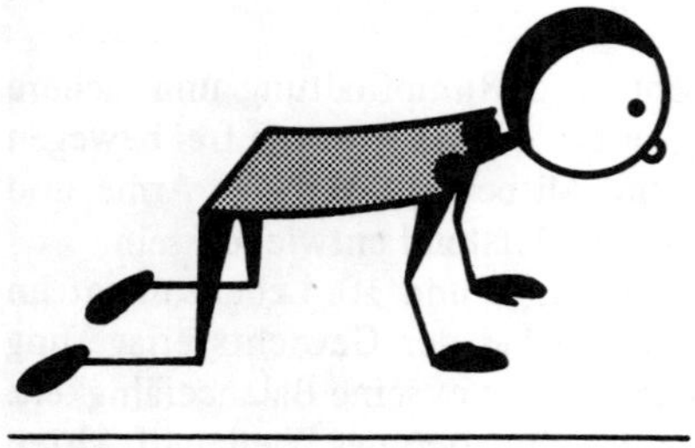

Ausgangsstellung Vierfüßlerstand:

Das Kind steht mit gleichmäßiger Belastung auf allen vier Extremitäten. Die Hände stehen senkrecht unter den Schultern und die Knie senkrecht unter den Hüften, wobei die Unterschenkel flach und parallel auf dem Boden liegen. Der Kopf ist in Mittelstellung. Der Rücken ist gerade. Die Hände der Therapeutin liegen auf den Schultern.

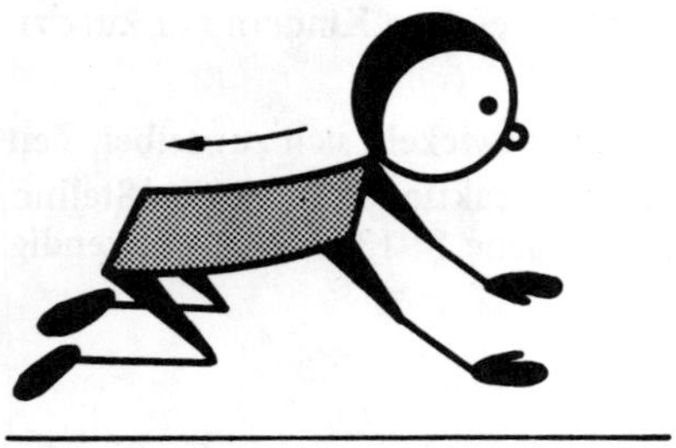

Der Schwerpunkt des Rumpfes wird von den Schultern aus nach hinten verlagert.

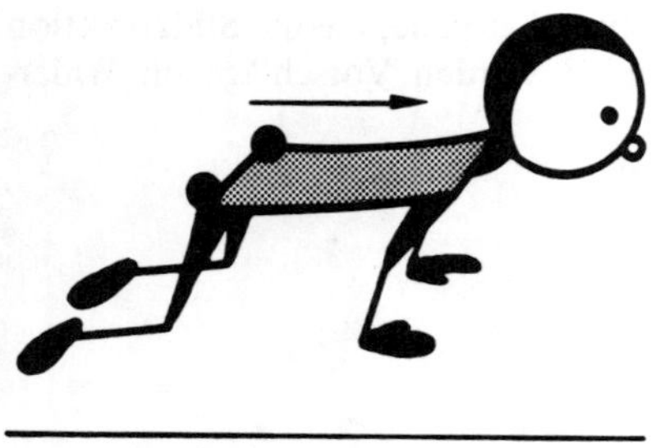

Der Schwerpunkt des Rumpfes wird vom Becken aus nach vorne verlagert. Die Hände der Therapeutin liegen dabei am Becken.

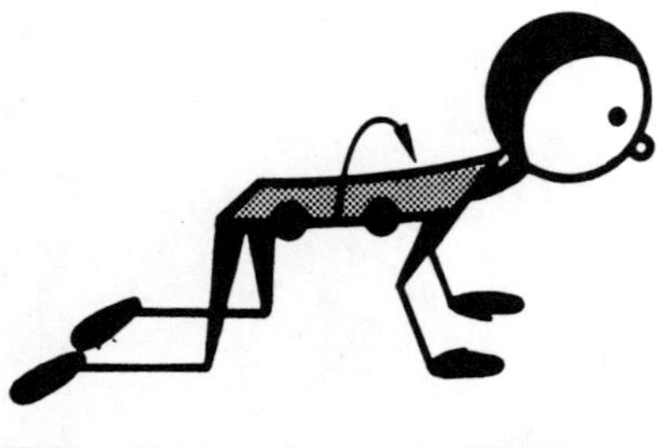

Der Schwerpunkt des Rumpfes wird nach rechts und links verlagert. Die Hände der Therapeutin liegen dabei seitlich am Rumpf.

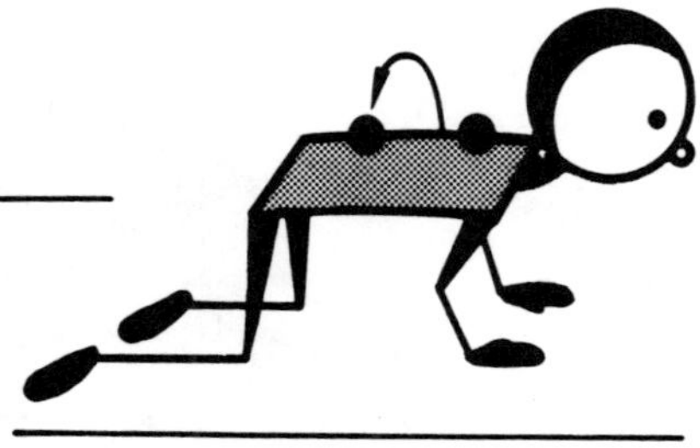

Abheben eines Armes oder Beines

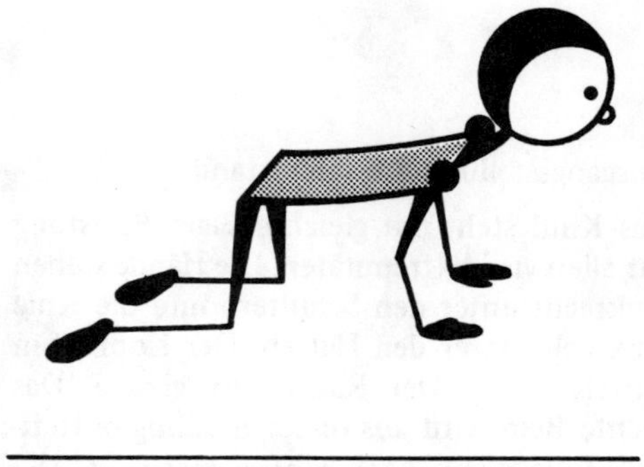

Ausgangsstellung Vierfüßlerstand

Das Kind steht mit gleichmäßiger Belastung auf allen vier Extremitäten. Die Hände stehen senkrecht unter den Schultern und die Knie senkrecht unter den Hüften. Die Unterschenkel liegen flach und parallel auf dem Boden. Der Kopf ist in Mittelstellung. Der Rücken ist gerade. Die Hände der Therapeutin liegen auf beiden Schultern.

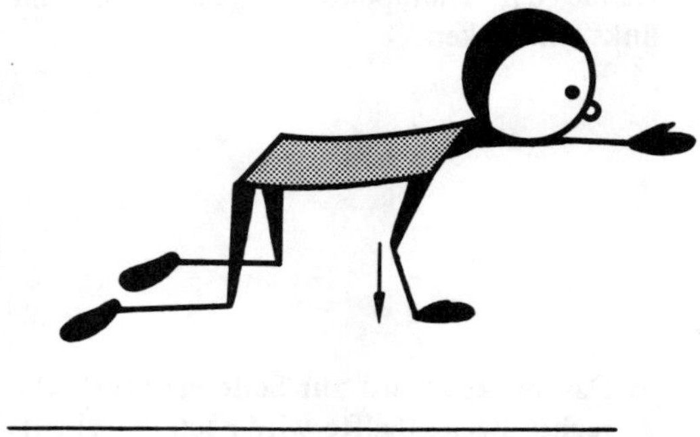

Der Schwerpunkt des Schultergürtels wird über die rechte Hand verlagert. Der linke Arm wird nach vorne gestreckt. Die Schulter des stützenden Armes wird mit adduziertem Schulterblatt gehalten.

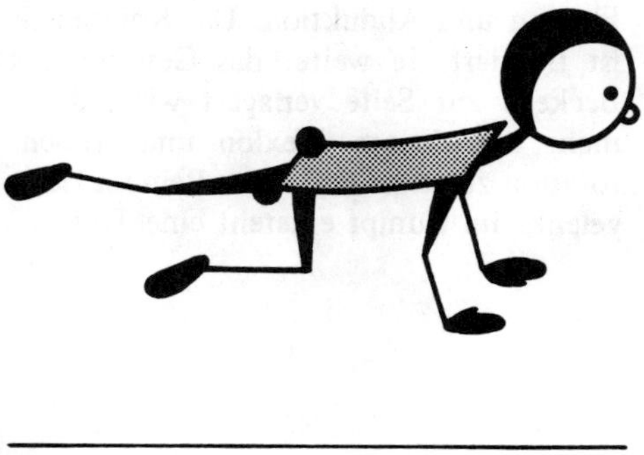

Das gleiche wird von den Beinen aus durchgeführt. Die Hände der Therapeutin liegen dabei rechts und links am Becken.

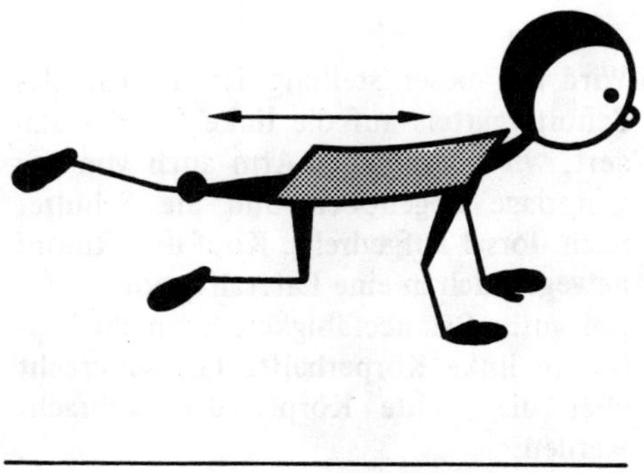

Die Therapeutin kann vom gestreckten Bein aus das Gewicht auf den Extremitäten vor- und zurückverlagern.

Abheben eines Beines und des gleichseitigen Armes

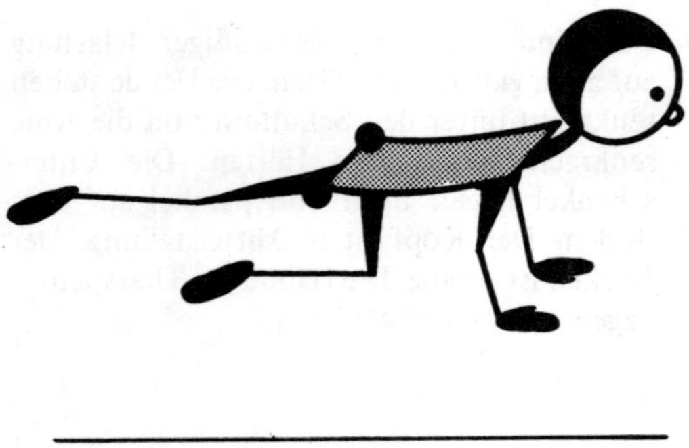

Ausgangsstellung Vierfüßlerstand

Das Kind steht mit gleichmäßiger Belastung auf allen vier Extremitäten. Die Hände stehen senkrecht unter den Schultern und die Knie senkrecht unter den Hüften. Der Kopf ist in Mittelstellung. Der Rücken ist gerade. Das rechte Bein wird aus dieser Stellung in Hüft- und Kniegelenk nach hinten gestreckt. Die Hände der Therapeutin liegen rechts und links am Becken.

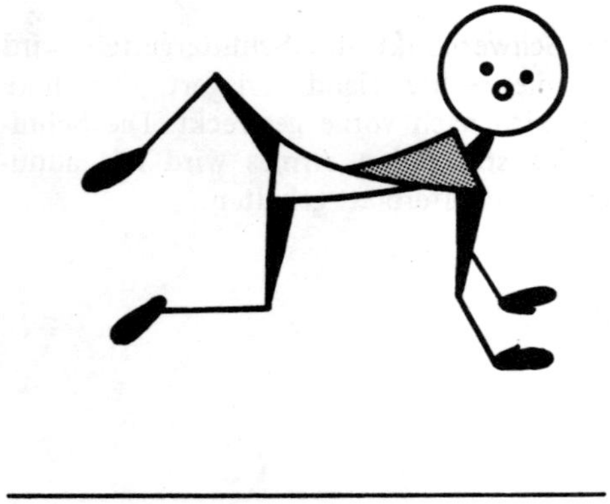

a) Das Becken wird zur Seite verlagert. Die rechte Beckenhälfte wird nach dorsal aufgedreht und das Bein bewegt sich in Flexion und Abduktion. Das Kniegelenk ist flektiert. Je weiter das Gewicht des Beckens zur Seite verlagert wird, desto mehr Abduktion, Flexion und Außenrotation zeigt das entlastete Bein im Hüftgelenk. Im Rumpf entsteht eine Torsion.

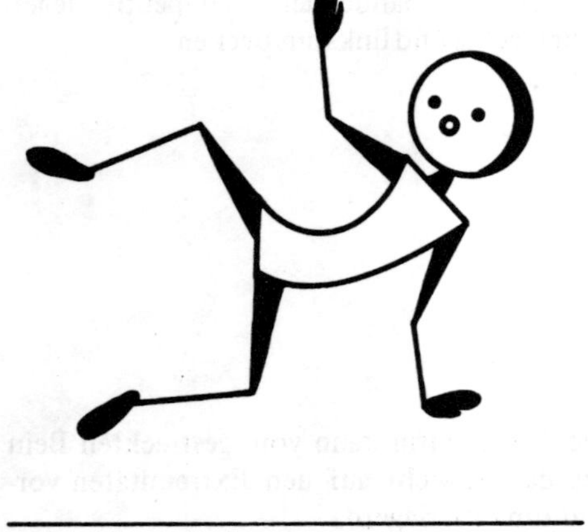

b) Wird aus dieser Stellung das Gewicht des Schultergürtels auf die linke Hand verlagert, wird der rechte Arm auch von der Unterlage abgehoben und die Schulter nach dorsal aufgedreht. Kopf und Rumpf bewegen sich in eine Lateralflexion.
Bei guter Balancefähigkeit kann die entlastete linke Körperhälfte fast senkrecht über die rechte Körperhälfte gebracht werden.

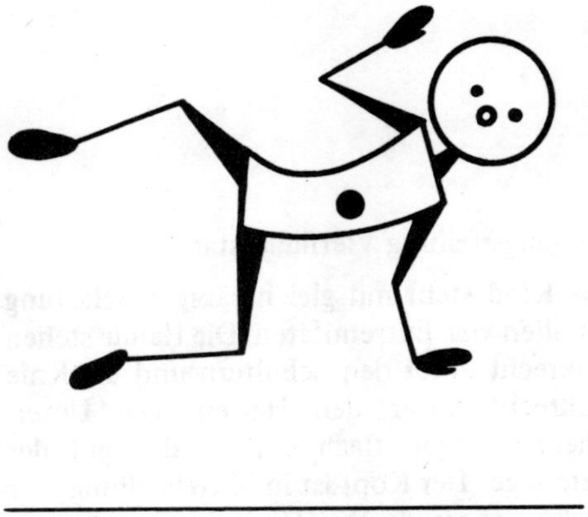

c) Die Therapeutin kann das Balancieren auf Unterschenkel und gleichseitiger Hand unterstützen, indem sie den Rumpf mit einer Hand am Bauch mit der anderen am Rücken unterstützt.

Der Bewegungsablauf führt dahin, daß folgende Bewegungen gleichzeitig entstehen:

Der Kopf dreht zum entlasteten Bein nach links.
Der Rumpf bewegt sich in eine Torsion (Abb. a).

In Abb. b) wird die Torsion aufgegeben und der Rumpf bewegt sich in eine Lateralflexion zur entlasteten Seite.

Das belastete Bein bleibt in der Hüfte flektiert. Die Haltearbeit der Abduktoren muß besonders beachtet werden. Das Knie bleibt flektiert, der Fuß gestreckt, sodaß der Fußrücken gegen die Unterlage gestemmt wird.
Das entlastete Bein bewegt sich in der Hüfte in Flexion, Abduktion und Außenrotation. Das Knie bleibt flektiert.
Der belastete Arm hält in der Schulter einen Winkel von 90 Grad, während der Ellenbogen gestreckt aber nicht blockiert ist.
Der entlastete Arm bewegt sich im Schultergelenk in eine Abduktion und Außenrotation im Ellenbogengelenk in eine Flexion (Abbildung b).

Seitliches Stützen mit beiden Händen

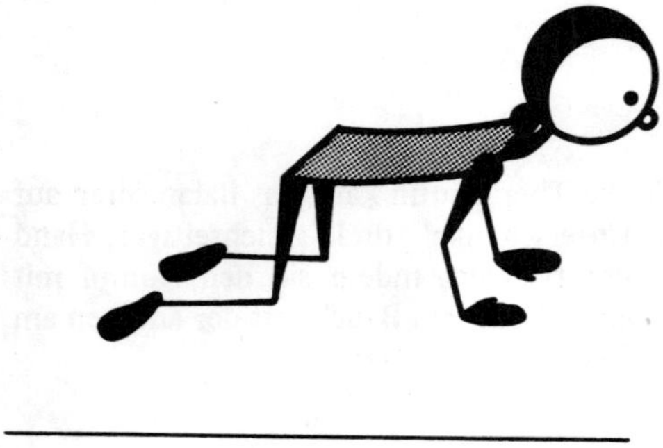

Ausgangsstellung Vierfüßlerstand

Das Kind steht mit gleichmäßiger Belastung auf allen vier Extremitäten. Die Hände stehen senkrecht unter den Schultern und die Knie senkrecht unter den Hüften. Die Unterschenkel liegen flach und parallel auf der Unterlage. Der Kopf ist in Mittelstellung, der Rücken ist gerade. Die Hände der Therapeutin liegen auf beiden Schultern.

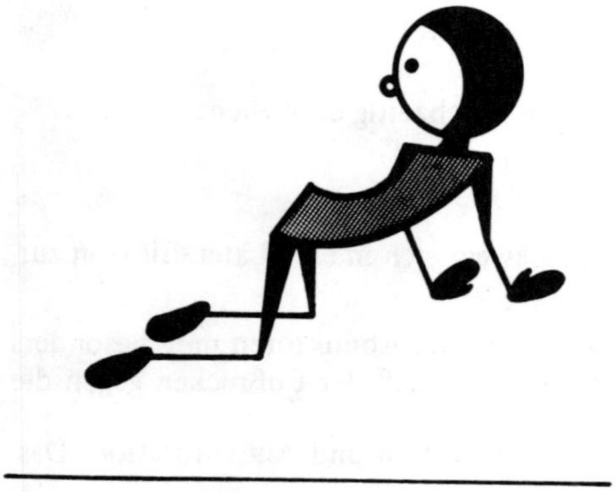

Durch eine Schrittbewegung der Hände nach links wird der Schultergürtel nach links verlagert. Der Rumpf zeigt eine Lateralflexion.

Widerstandsübungen

Widerstandsübungen stellen keinen eigentlichen Bewegungsablauf dar. Sie werden trotzdem hier beschrieben, weil die Muskulatur fähig sein muß, mit entsprechender Änderung der Muskelspannung auf einen Widerstand zu reagieren. Das hier beschriebene Beispiel kann nur mit Kindern durchgeführt werden, die den Sinn verstehen und dem gegebenen Widerstand nicht ausweichen. Widerstandsübungen können aus allen Stellungen, z. B. aus dem Fersensitz, Seitsitz, Halbkniestand und Stand, durchgeführt werden. Kopf, Rumpf und Extremitäten müssen gut koordiniert Widerstand leisten, ohne daß Mitbewegungen der Extremitäten ausgelöst werden.

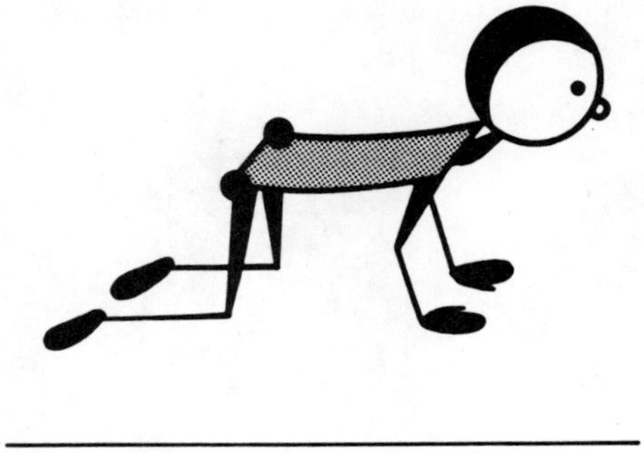

Ausgangsstellung Vierfüßlerstand

Das Kind steht mit gleichmäßiger Belastung auf allen vier Extremitäten. Die Hände stehen senkrecht unter den Schultern und die Knie senkrecht unter den Hüften. Die Unterschenkel liegen flach und parallel auf der Unterlage. Der Kopf ist in Mittelstellung. Der Rücken ist gerade. Die Hände der Therapeutin liegen am Becken. Der Widerstand wird von hinten gegeben.

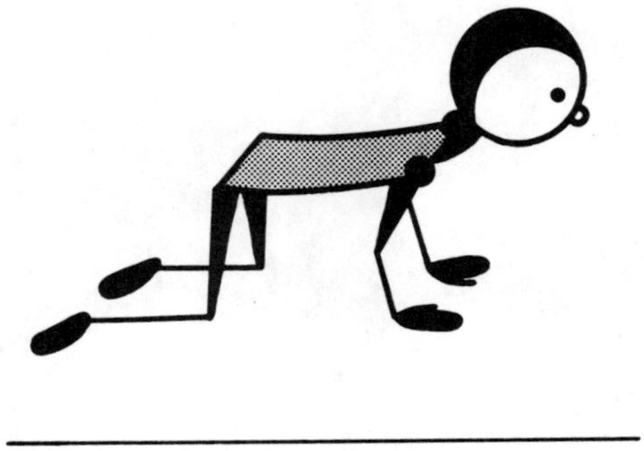

Der Widerstand wird von vorne gegeben. Die Hände der Therapeutin liegen auf beiden Schultern.

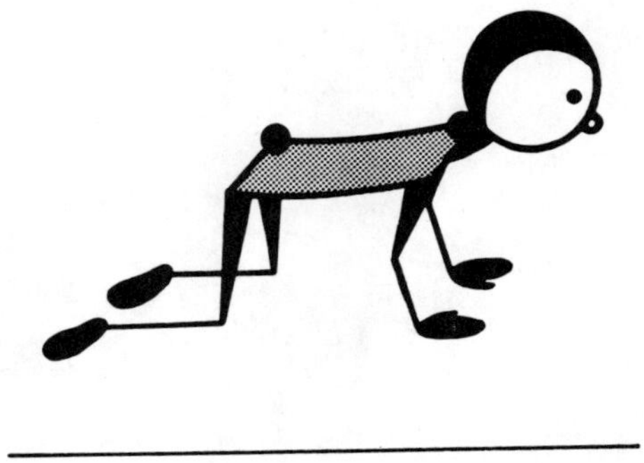

Der Widerstand wird von der Seite gegeben. Die Hände der Therapeutin liegen an der rechten Schulter und an der rechten Beckenhälfte.

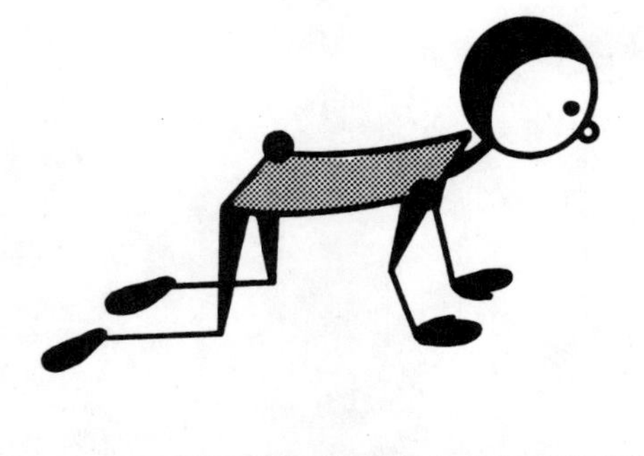

Der Widerstand wird diagonal, z. B. gleichzeitig an der rechten Hüfte und linken Schulter gegeben.

c) Entwicklung des Krabbelns

Beim gesunden Kind entwickelt sich schnelles und gut koordiniertes Krabbeln um den 10. bis 12. Lebensmonat. Beim Krabbeln werden vom Kind koordinierte Bewegungen von Kopf, Rumpf und Extremitäten gefordert, gleichzeitig ist hierbei die Fortbewegung ein wichtiger Faktor. Im Vergleich zum Rollen (Kap. 6) bei dem die Fortbewegung durch Rotation des Körpers über die Unterlage von statten geht, bleibt der Rumpf beim Krabbeln immer mit der Ventralseite nach unten und der Dorsalseite nach oben gerichtet.
Zu Beginn des Krabbelns muß sich das Kind um dauernde Verlagerung des Körpergewichtes bemühen. Später funktioniert dies automatisch.
Ein gut koordiniertes voll ausgebildetes Krabbeln entwickelt sich erst bei älteren Kindern, oft erst, wenn sie schon frei und sicher laufen können. Beim Krabbeln wird der Bauch nicht mehr über die Unterlage „geschleift", sondern durch die vier koordiniert zusammenarbeitenden Extremitäten von der Unterlage abgehoben. Die Arme sind jetzt im Gegensatz zum Robben (Seite 74 und 75) in den Ellenbogen gestreckt. Es treten Stützreaktionen ein, die Schulter, Ellenbogen und Handgelenke feststellen (Peiper 18, S. 237). Ebenso werden die Hüft- und Kniegelenke durch Stützreaktionen in gebeugter Stellung gehalten. Während Hüft- und Kniegelenke sich zu einem Vorwärtsschritt anbeugen, bleiben die Fußgelenke gestreckt.
Gut krabbelnde Kinder bewegen sich im Kreuzgang und setzen immer die diagonal stehenden Extremitäten gleichzeitig nach vorne.

Für koordiniertes Krabbeln sind verschiedene motorische Funktionen Voraussetzung:

- Freie Kopfbewegung in alle Richtungen
- Gute Stützfunktion der Arme und Beine
- Rumpfbewegungen in alle Richtungen, Kombinationen von Extension, Flexion, Lateralflexion, Torsion
- Gleichgewichtsreaktionen im Vierfüßlerstand

Gründe für die Notwendigkeit des Krabbelns beim motorisch und mehrfach behinderten Kind:

- Schulung der Kopfhaltung (Aufrechthalten des Kopfes gegen die Schwerkraft)
- Schulung der Stützfunktion an Armen und Beinen. Die Ellenbogengelenke sind dabei in Extension, die Kniegelenke in Flexion
- Schulung der Gleichgewichtsreaktionen im Vierfüßlerstand
- Schulung der Rumpfbeweglichkeit:
  Der Rumpf wird im Verhältnis zu den Extremitäten koordiniert mitbewegt und nicht nur passiv von den Extremitäten getragen. Zeigt der Rumpf beim Krabbeln eines gesunden Kindes keine Beweglichkeit, werden dennoch verschiedene Muskelgruppen isometrisch angespannt, um die Bewegungen der Extremitäten möglich zu machen.
- Schulung der Wahrnehmung:
  - Schulung des Körperschemas durch rhythmische Koordination der Extremitätenbewegungen
  - Die Be- und Entlastung der Extremitäten steht in einem bestimmten Verhältnis zu den Rumpfbewegungen
  - Schulung der Handöffnung und des Tastens
  - Erweiterung des Umkreises und Schulung des Richtungssinns

Vorschlag, Krabbeln zu üben

Krabbeln wird geübt, indem die Extremitäten nacheinander vorgestellt werden. Dabei kommt es zu folgendem Rhythmus: Linker Arm – kleine Pause (Abb. a), rechtes Bein – große Pause (Abb. b), rechter Arm – kleine Pause (Abb. c), linkes Bein – große Pause (Abb. d). Der jeweilig nach vorne strebende Arm macht im Schultergelenk eine mehr oder weniger starke Streckbewegung (Abb. a u. c). Anschließend wird das Gewicht des Rumpfes nach vorne verlagert – unterstützt durch die Streckbewegung des jeweils belasteten Beines.

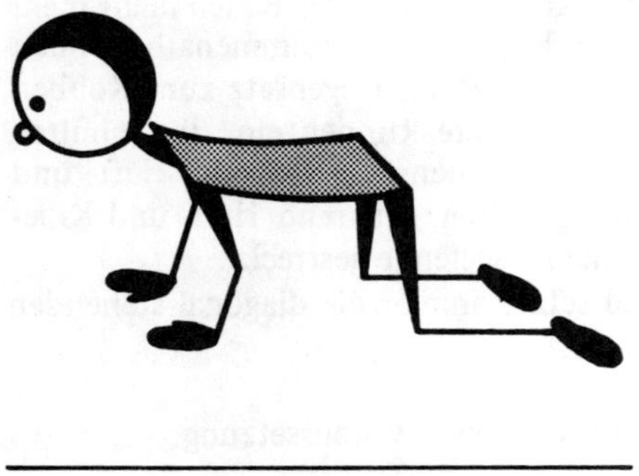

Ausgangsstellung Vierfüßlerstand

Das Kind steht mit gleichmäßiger Belastung auf allen vier Extremitäten. Die Arme stehen senkrecht unter den Schultern, die Knie senkrecht unter den Hüften. Die Unterschenkel liegen flach und parallel auf der Unterlage. Der Kopf wird in Mittelstellung gehalten. Der Rücken ist gerade. Die Hilfen der Therapeutin werden an Extremitäten oder Rumpf gegeben.

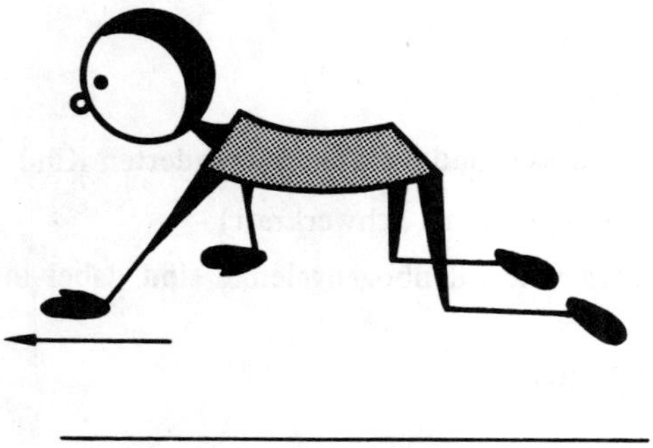

a) Der Schwerpunkt des Schultergürtels wird zur Seite über die rechte Hand verlagert. Mit leichter Verlagerung des Rumpfes nach vorne bewegt sich die linke Hand vorwärts, wird aufgestellt und belastet.

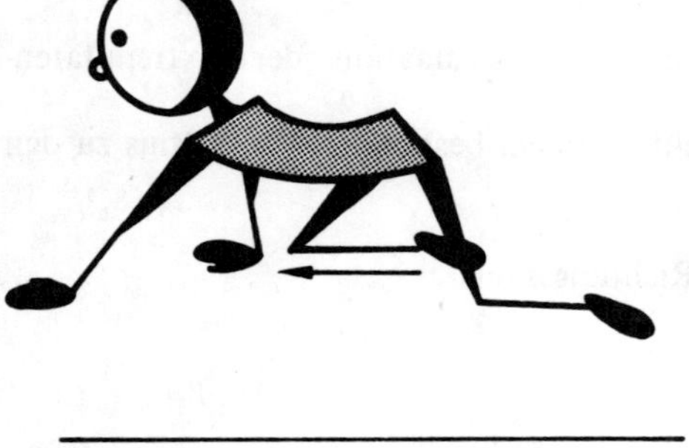

b) Der Schwerpunkt des Beckens wird zur Seite über den linken Unterschenkel verlagert. Mit leichter Verlagerung des Rumpfes nach vorne bewegt sich der rechte Unterschenkel vorwärts, wird aufgestellt und belastet. Das Kind befindet sich in der Kreuzgangphase (vgl. Kreuzgangphase beim Kniegang, S. 115, Abb. b und d).

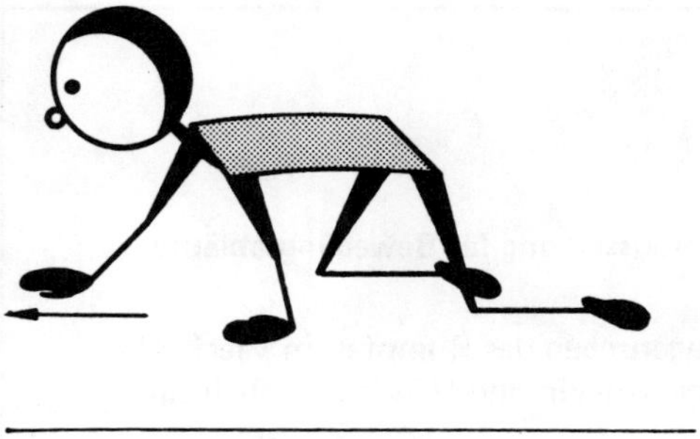

c) Der Schwerpunkt des Schultergürtels wird zur Seite über die linke Hand verlagert. Mit leichter Gewichtsverlagerung des Rumpfes nach vorne bewegt sich die rechte Hand vorwärts, wird aufgestellt und belastet.

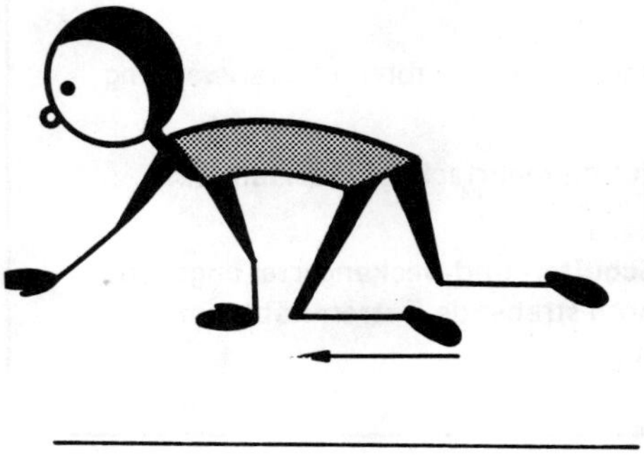

d) Der Schwerpunkt des Beckens wird über den rechten Unterschenkel verlagert. Mit leichter Gewichtsverlagerung des Rumpfes nach vorne bewegt sich der linke Unterschenkel vorwärts, wird aufgestellt und belastet. Das Kind befindet sich in der Kreuzgangphase.

Lernziele

Sie können:

- motorische Fähigkeiten erklären, die als Voraussetzung für Bewegungsabläufe im Vierfüßlerstand notwendig sind
- verschiedene Richtungen der Gewichtsverlagerungen des Rumpfes im Vierfüßlerstand erklären, die bei feststehenden Unterschenkeln und Händen möglich sind
- Gewichtsverlagerungen des Beckens und Schultergürtels erklären, die für das Abheben eines Armes oder Beines notwendig sind
- den Sinn von Widerstandsübungen erklären
- motorische Fähigkeiten aufzählen, die für koordiniertes Krabbeln Voraussetzung sind
- Notwendigkeit des Krabbelns beim motorisch und mehrfachbehinderten Kind begründen
- Richtungen der Gewichtsverlagerungen von Schulter- und Beckengürtel angeben, die notwendig sind, damit die jeweils nach vorne strebende Extremität beim Krabbeln einen Vorwärtsschritt machen kann

12. Kniestand

a) Allgemeines

In einem Alter von ca. 9 Monaten beginnt ein Kind, sich aus der Rückenlage in den Vierfüßlerstand zu stellen, sich an Möbeln hochzuziehen und zum Stehen zu kommen. Dies kann über den Kniestand, den Halbkniestand und über die Hocke geschehen.

Die Unterstützungsfläche im Kniestand

Im Kniestand bilden die Unterschenkel (im Vergleich zu den Füßen im Stand) eine relativ große Unterstützungsfläche. Im Vergleich zum Krabbeln (S. 106) oder Robben (S. 74, 75) hat sich die Basis jedoch stark verkleinert.
Für gut koordinierte Bewegungen im Kniestand ist aus Gründen der Sicherheit die Stützreaktion der Arme Voraussetzung. Außerdem muß das Kind die Fähigkeit besitzen, sich notfalls mit den Händen an Gegenständen festzuhalten.
Dieses Kapitel zeigt Beispiele für Stützreaktionen und Stützfunktionen der Arme und Gewichtsverlagerungen im Kniestand. Beides dient als Vorbereitung für Gleichgewichtsreaktionen in höheren Stellungen, z. B. im Halbkniestand und Stand. Am Schluß wird der Kniegang dargestellt.

b) Bewegungsabläufe im Kniestand

Vom Seitsitz in den Kniestand kommen

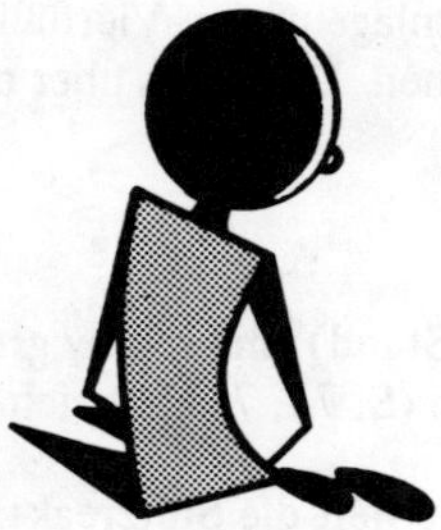

Ausgangsstellung Seitsitz links

Das Kind sitzt mit dem Becken links neben den Fersen. Kopf und Schultergürtel sind nach rechts zu den Unterschenkeln gedreht. Die linke Gesäßhälfte wird stärker als die rechte belastet. Griffe der Therapeutin: Eine Hand kann an der vermehrt belasteten Hüfte, die andere an der gegenüberliegenden Schulter liegen. Oder: Beide Hände liegen am Becken. Oder: Beide Hände liegen rechts und links am Schultergürtel oder am Kopf.

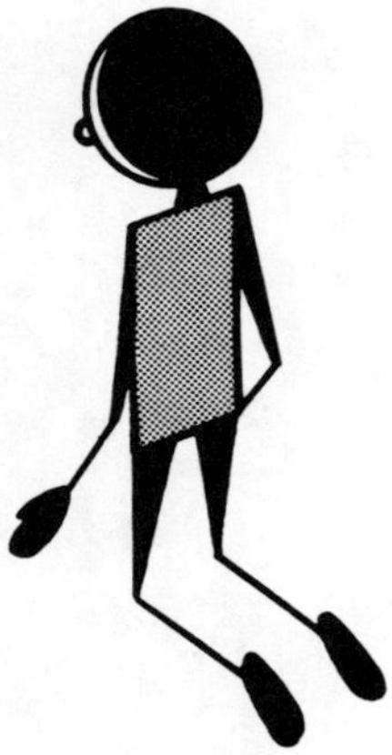

Das Gewicht des Oberkörpers wird schräg nach vorne über die Knie verlagert. Mit Drehung des Kopfes und Rumpfes nach links in die Frontalebene gelangt das Kind mit Vorwärts- und Aufwärtsbewegung des Rumpfes in den Kniestand. Das Kind belastet beide Unterschenkel gleichmäßig. Der Kopf ist in Mittelstellung (Scheitel zeigt nach oben, Mundspalte ist waagrecht). Der Rücken ist gerade, die Knie stehen senkrecht unter den Hüften, die Unterschenkel liegen flach und parallel auf der Unterlage. Die Fußrücken stemmen sich gegen die Unterlage.

Auf beide Hände stützen

Das Stützen ist für die geistige und motorische Entwicklung des Kindes von Bedeutung. Hierdurch hat es die Möglichkeit, zusammen mit den richtigen Rumpf- und Extremitätenbewegungen seinen Umkreis zu erweitern. Es lernt das Kriechen.
Mit dem Stützen aus dem Kniestand kann die schützende Vorstreckung der Arme (Sprungbereitschaft) geschult werden. (Die allgemeine Entwicklung des Stützens wurde S. 56 u. 57 beschrieben.) Die folgenden Abbildungen zeigen das Stützen auf beide Hände und auf eine Hand aus dem Kniestand.

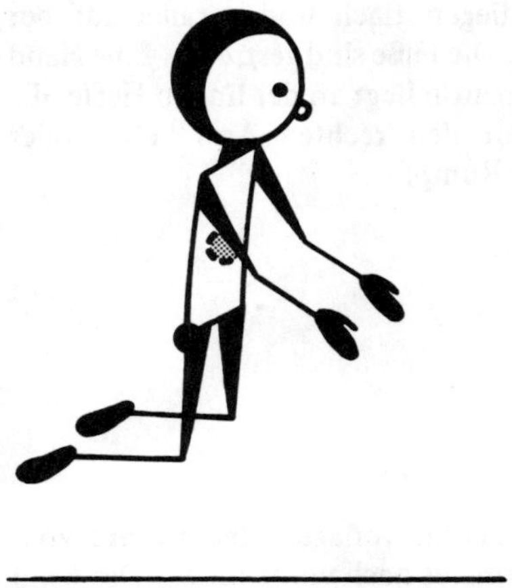

Ausgangsstellung Kniestand

Das Kind belastet im Kniestand beide Unterschenkel gleichmäßig. Der Kopf wird in Mittelstellung gehalten (Mundspalte waagrecht, Scheitel zeigt nach oben). Der Rücken ist gerade. Die Knie stehen senkrecht unter den Hüften, die Unterschenkel liegen flach und parallel auf der Unterlage. Die Füße sind gestreckt. Die Therapeutin hält eine Hand an der rechten Hüfte, die andere am Rücken.

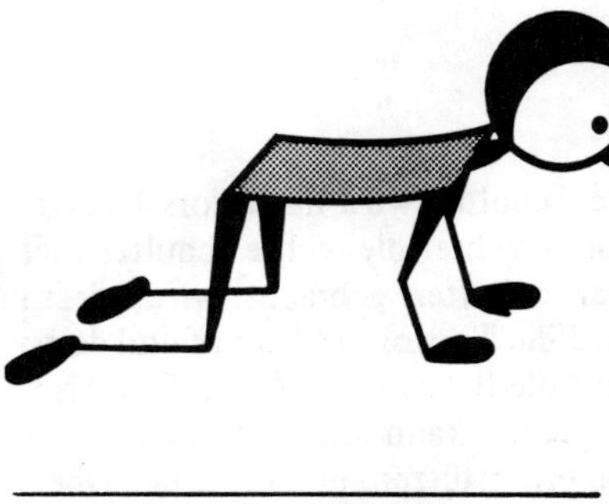

Der Rumpf wird durch kontinuierlichen Schub gegen den Rücken und gleichzeitigem Gegenhalten am Becken nach vorne unten verlagert. Das Kind stützt sich auf beide Hände.

Auf eine Hand stützen

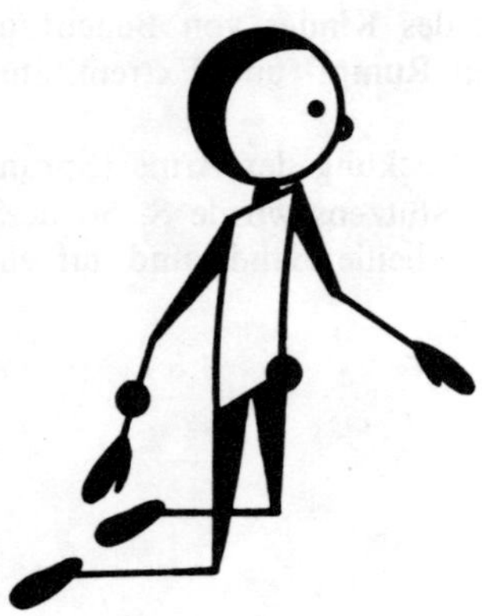

Ausgangsstellung Kniestand
Das Kind belastet beide Unterschenkel gleichmäßig. Der Kopf wird in Mittelstellung gehalten (Mundspalte waagrecht, Scheitel zeigt nach oben). Der Rücken ist gerade. Die Knie stehen senkrecht unter den Hüften, die Unterschenkel liegen flach und parallel auf der Unterlage. Die Füße sind gestreckt. Eine Hand der Therapeutin liegt an der linken Hüfte, die andere hält den rechten Arm neben oder hinter den Rumpf.

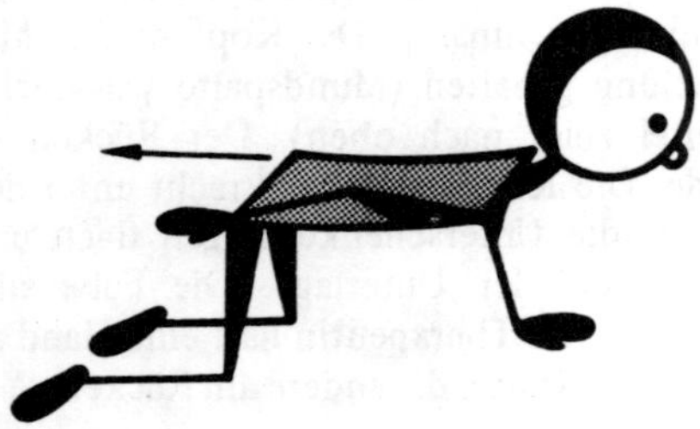

Die Therapeutin verlagert den Rumpf vom rechten Arm aus nach vorne unten. Das Kind stützt auf die linke Hand. Bei eventueller Strecktendenz der Hüftgelenke wird das Becken nach hinten gehalten.

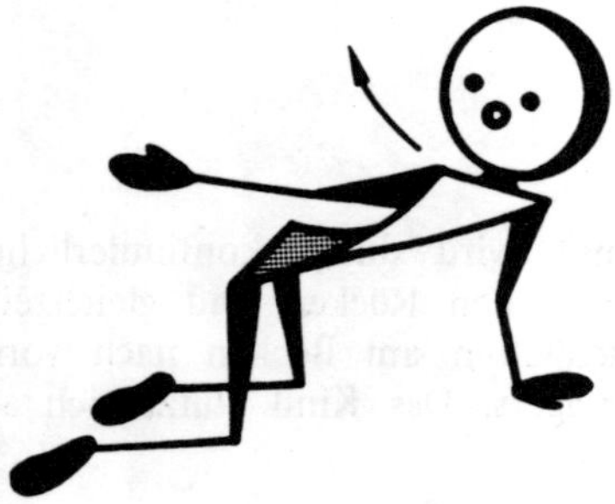

Die rechte Schulter wird nach dorsal aufgedreht. Je senkrechter die rechte Schulter über die Stützarmschulter gebracht wird, desto stärker wird die Torsion im Rumpf und desto stärker wird die Belastung auf dem Stützarm. Die Therapeutin kann das Balancieren auf einer Hand unterstützen, indem sie den Oberkörper von Bauch- und Brustbein her mit einem nach dorsal wirkenden Druck beeinflußt.

Aus dieser Stellung muß das Kind mehr rechts oder links von der Mittellinie auf die Unterlage stützen. Die Therapeutin kann die Richtung des Stützens vom entlasteten Arm oder von der Schulter aus steuern.

c) Gleichgewichtsreaktionen im Kniestand

Gewichtsverlagerung von einem Unterschenkel auf den anderen

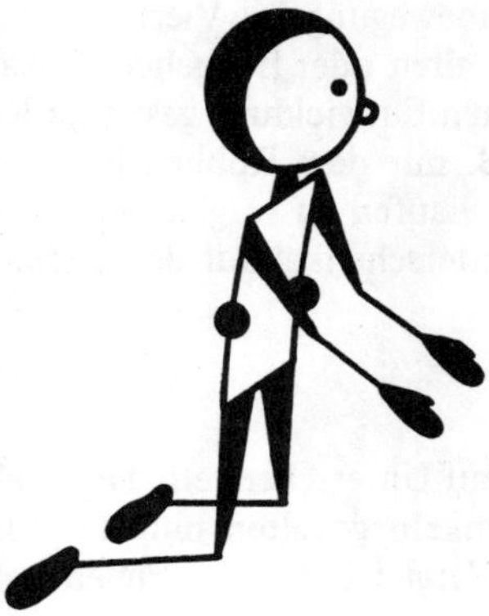

Ausgangsstellung Kniestand

Das Kind belastet beide Unterschenkel gleichmäßig. Der Kopf wird in Mittelstellung gehalten (Mundspalte waagrecht, Scheitel zeigt nach oben). Der Rücken ist gerade. Die Knie stehen senkrecht unter den Hüften, die Unterschenkel liegen flach und parallel auf der Unterlage. Die Füße sind gestreckt. Die Hände der Therapeutin liegen seitlich am Rumpf.

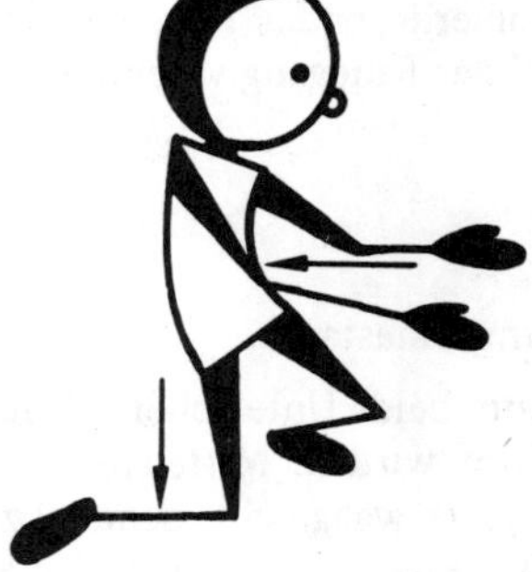

Durch kontinuierlichen Schub gegen die linke Rumpfseite wird der Rumpf auf den rechten Unterschenkel verlagert. Das linke Bein wird von der Unterlage abgehoben und im Hüftgelenk abduziert. Von der Muskulatur der gestreckten Standbeinhüfte wird hierbei eine gute Haltearbeit gefordert.

Die Gewichtsverlagerung führt dahin, daß folgende Bewegungen gleichzeitig entstehen:

Der Rumpf bewegt sich in eine Lateralflexion zum entlasteten Bein nach links.
Der Kopf wird dabei aufrecht gehalten.
Das Standbein bleibt in der Hüfte in Extension, im Kniegelenk in Flexion und der Fuß in Plantarflexion.
Das entlastete Bein wird in der Hüfte abduziert, das Kniegelenk bleibt flektiert. Der Fuß ist in Mittelstellung.
Der Arm der entlasteten Seite wird im Gegensatz zum anderen Arm vom Körper abduziert.

Im Gegensatz zur reinen Seitverlagerung, die oben beschrieben wird, kann das Gewicht im Kniestand auch in die Diagonale nach hinten verlagert werden. Dabei bewegt sich der Rumpf in eine Torsion zur entlasteten Seite. (Diese Bewegung wird wegen der Schwierigkeit, sie zeichnerisch darzustellen, nicht abgebildet.)

d) Kniegang

Hinweis zur motorischen Entwicklung

Nachdem ein Kind sich zwischen 7. und 9. Lebensmonat in der Bauchlage vorwärtsbewegen kann (Robben S. 74) und um den 10. Lebensmonat die Fortbewegung im Vierfüßlerstand gelernt hat (Krabbeln S. 106), kann es im 10. bis 12. Monat gehalten oder frei gehen. Etwa in dieser Zeit entwickelt sich auch der Kniestand. In der motorischen Entwicklung gesunder Kinder erscheint auf Unterschenkeln keine Fortbewegung, die z. B. mit dem Robben in Bauchlage, dem Krabbeln auf Händen und Füßen oder mit dem freien Laufen zu vergleichen ist. Im Kniestand entwickeln sich Gewichtsverlagerungen von einem Unterschenkel auf den anderen, z. B. wenn sich das Kind dabei am Laufgitter festhält.

Geführter Kniegang

Im folgenden wird als Vorbereitung für freies Gehen das Gehen auf Unterschenkeln dargestellt. Der Schwerpunkt des Rumpfes wird dabei über den Unterschenkeln gehalten und das Kind lernt, sein Körpergewicht auf einem Bein zu balancieren. Im Vergleich zu den Füßen beim Gehen vergrößern die Unterschenkel die Unterstützungsfläche.
Beim langsamen, gleichmäßigen und geführten Kniegang wird das Becken gegen den Schultergürtel gedreht, während der Schultergürtel weitgehend in der Frontalebene gehalten wird. Beim schnellen Kniegang wird im Vergleich zum langsamen Kniegang der Armpendel schneller, dies ist als „weiterlaufende Bewegung“ zu verstehen, die durch die schnelleren Bein- und Beckenbewegungen ausgelöst wird.
Beim schnellen, gleichmäßigen Kniegang werden Arm und gegenüberliegendes Bein gleichzeitig vorgenommen (Abb. b u. d, Kreuzgangphase). Im folgenden wird der Kniegang vereinfacht dargestellt.

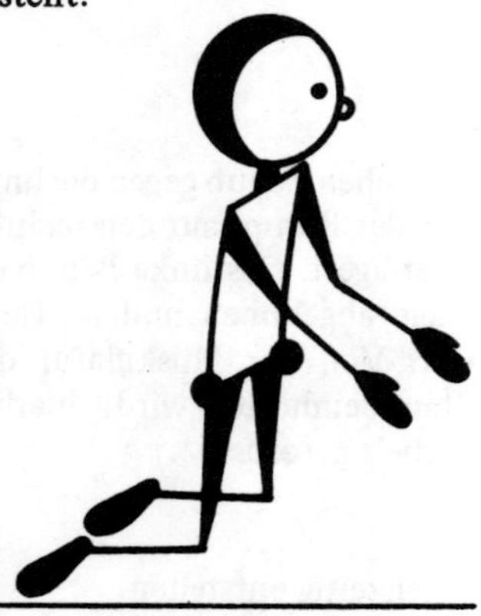

Ausgangsstellung Kniestand

Das Kind belastet beide Unterschenkel gleichmäßig. Der Kopf wird in Mittelstellung gehalten (Mundspalte waagrecht, Scheitel zeigt nach oben). Der Rücken ist gerade. Die Knie stehen senkrecht unter den Hüften, die Unterschenkel liegen flach und parallel auf der Unterlage. Die Füße sind gestreckt. Die Hände der Therapeutin liegen rechts und links am Becken.

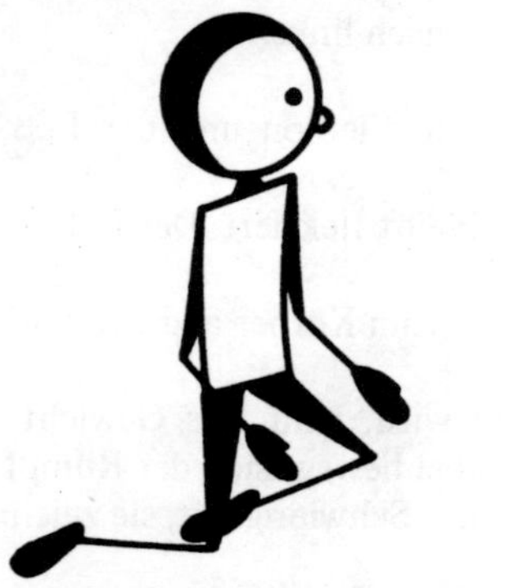

a) Der Rumpf wird seitlich auf den rechten Unterschenkel und nach vorne verlagert. Das linke Bein wird entlastet und zum Spielbein. Hüft- und Kniegelenk des Spielbeines werden angebeugt.

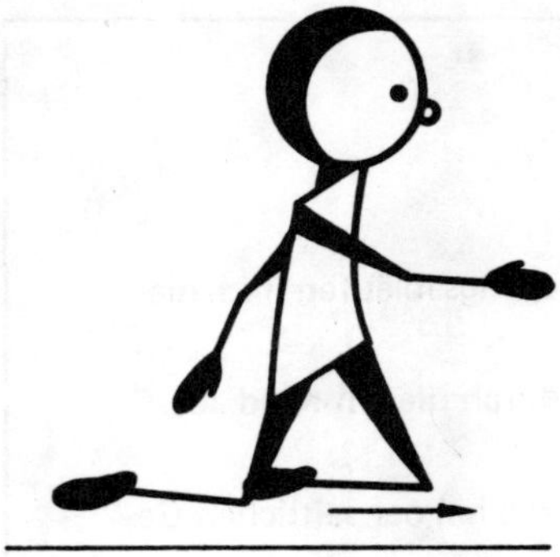

b) Durch weitere Gewichtsverlagerung nach vorne wird ein Schritt des Spielbeines ausgelöst und auch der linke Unterschenkel wird belastet. Das Kind steht in Schrittstellung und belastet vermehrt das vordere Bein. Es befindet sich in der Kreuzgangphase.

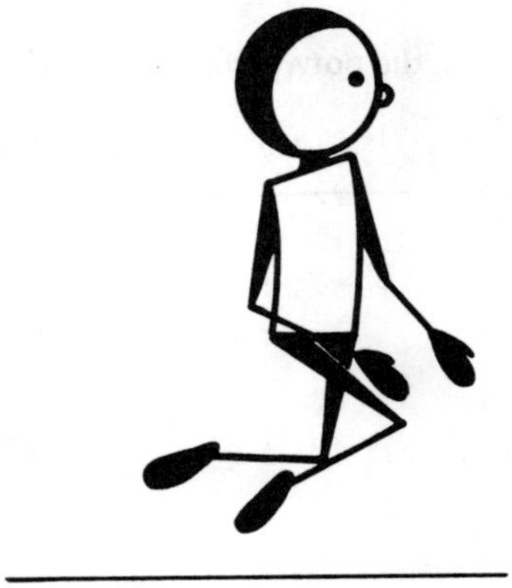

c) Das volle Gewicht wird nach vorne auf den linken Unterschenkel verlagert. Das rechte Bein wird entlastet und zum Spielbein. Hüft- und Kniegelenk des Spielbeines werden angebeugt.

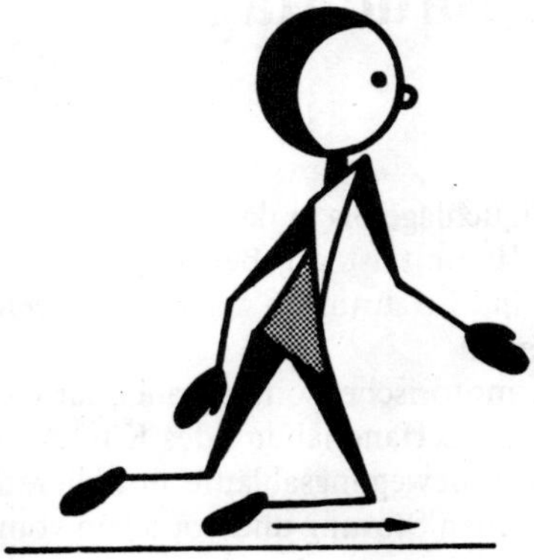

d) Durch weitere Gewichtsverlagerung nach vorne wird ein Schritt des Spielbeines ausgelöst und das rechte Bein wird belastet. Das Kind steht in Schrittstellung und belastet vermehrt das vordere Bein. Es befindet sich in der Kreuzgangphase.

Lernziele

Sie können:
- motorische Fähigkeiten nennen, die dem Kind bei Bewegungsabläufen im Kniestand Sicherheit geben
- bewegungsauslösende Griffe der Therapeutin erklären, durch die ein Kind aus dem Kniestand auf eine oder beide Hände stützt
- Kopf-, Rumpf- und Extremitätenbewegungen erklären, die bei der seitlichen Gewichtsverlagerung im Kniestand entstehen
- Fortbewegungsarten aufzählen, die ein Kind vom 7.–12. Entwicklungsmonat lernt
- Richtung der Gewichtsverlagerungen des Rumpfes erklären, die notwendig sind, um aus dem Kniestand einen Vorwärtsschritt zu machen

13. Bewegungsabläufe von der Bauchlage in den Stand

Durch Üben zusammenhängender Bewegungsabläufe von der Bauchlage bis in den Stand soll ein Stehenbleiben auf einer Bewegungsstufe verhindert werden. Hiermit ist gegebenenfalls jahrelanges Üben im Liegen oder Sitzen gemeint, ohne daß dem Kind Erfahrungen der Bewegungen in höheren Positionen (z. B. Kniestand und Stand) geboten werden.
Bewegungsabläufe in höheren Positionen sind nicht nur für die motorische, sondern auch für die geistige und psychische Entwicklung und eventuell für die bessere Handhabung des Kindes in Elternhaus oder Heim von Bedeutung. Die Entscheidung, wann Bewegungsabläufe in höheren Positionen geübt werden, hängt von Art und Grad der motorischen Störung und vor allem vom Kalenderalter des Kindes bei Behandlungsbeginn ab.
Dieses Kapitel zeigt Bewegungsbeispiele, über die ein Kind von der Bauchlage zum Stehen kommen kann. Das Gehen wird S. 144–147 dargestellt.

Von der Bauchlage in den Vierfüßlerstand kommen (Vorbereitung für das Krabbeln)

(Der gleiche Bewegungsablauf wird S. 77 und 78 dargestellt)

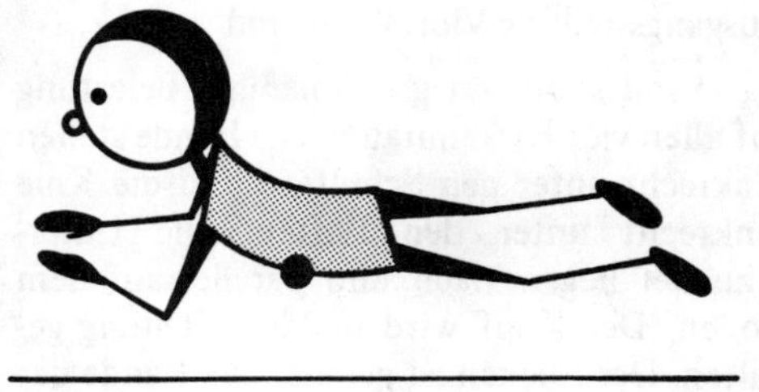

Ausgangsstellung Bauchlage Unterarmstütz

Das Kind stützt sich auf beide Unterarme, die flach auf der Unterlage liegen. Der Kopf wird gegen die Schwerkraft aufrecht gehalten. Die Beine sind in lockerer Extension und in den Hüftgelenken leicht abduziert. Das Becken berührt die Unterlage. Die Therapeutin hält das Kind seitlich am Rumpf.

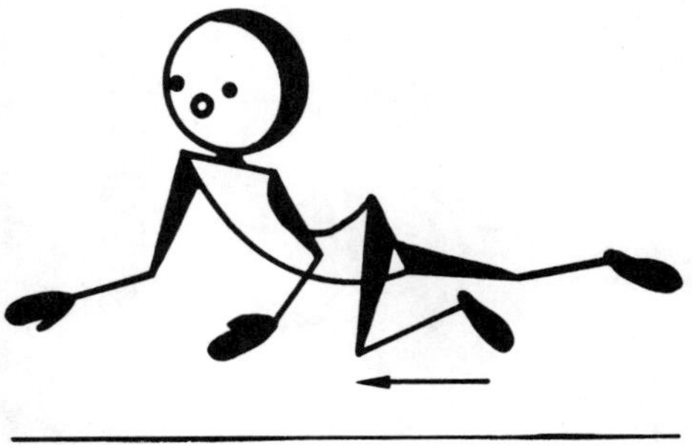

Das Gewicht des Rumpfes wird auf den rechten Unterarm verlagert, die linke Hand nach hinten gezogen und unter der Schulter aufgestellt. Gleichzeitig wird das Becken auf die rechte gestreckte Hüfte verlagert. Das linke Bein wird in Hüft- und Kniegelenk angebeugt.

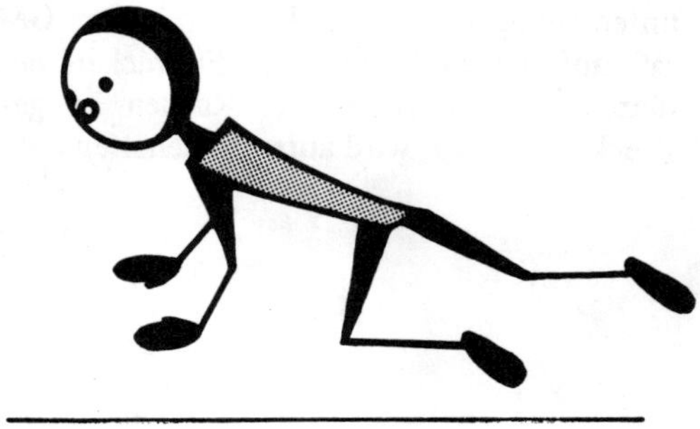

Das Gewicht des Rumpfes wird nach links auf Unterschenkel und Hand verlagert. Der linke Ellenbogen wird gestreckt. Die rechte Hand wird zurückgezogen, unter der rechten Schulter aufgestellt und belastet. Das Kind stützt sich jetzt mit gestreckten Ellenbogen auf beide Hände, den linken Unterschenkel und das rechte Bein.

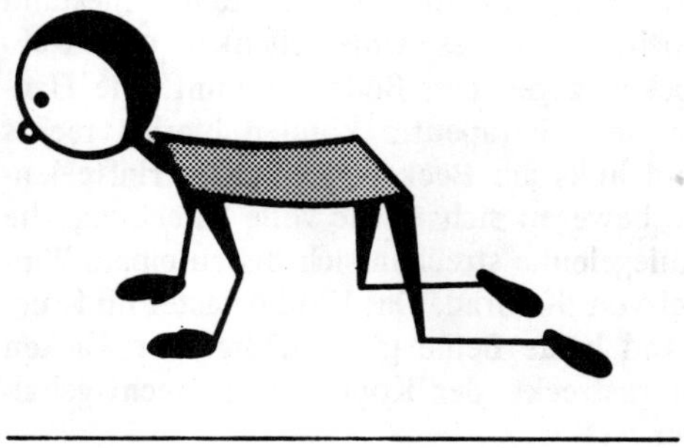

Der Rumpf wird durch Gewichtsverlagerung nach vorne über beide Hände und den linken Unterschenkel verlagert. Das Kind steht im Vierfüßlerstand, wenn das rechte Bein in Hüft- und Kniegelenk angebeugt wird.

Vom Vierfüßlerstand in den Kniestand kommen (ohne Torsion im Rumpf)

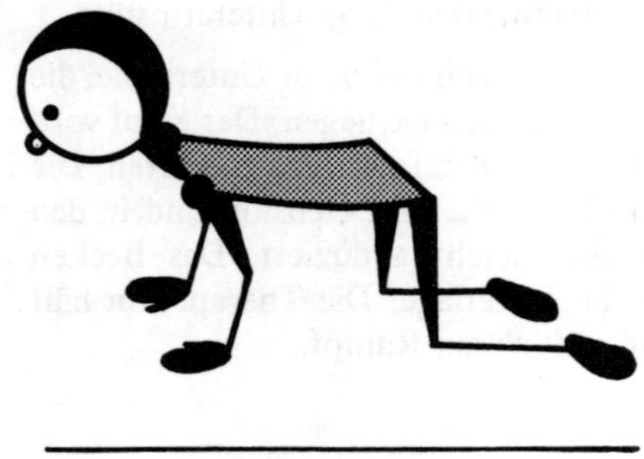

Ausgangsstellung Vierfüßlerstand

Das Kind steht mit gleichmäßiger Belastung auf allen vier Extremitäten. Die Hände stehen senkrecht unter den Schultern und die Knie senkrecht unter den Hüften. Die Unterschenkel liegen flach und parallel auf dem Boden. Der Kopf wird in Mittelstellung gehalten. Der Rücken ist gerade. Die Hände der Therapeutin liegen an den Schultern des Kindes.

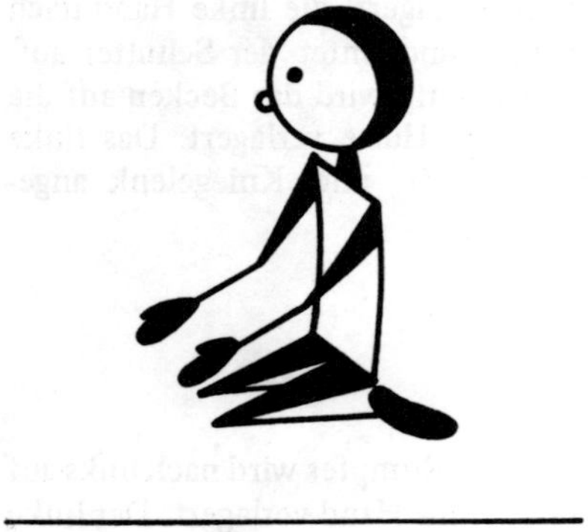

Das Gewicht des Rumpfes wird nach hinten unten verlagert. Das Kind sitzt mit dem Gesäß auf beiden Fersen, die Fußrücken berühren die Unterlage. Der Rücken ist gestreckt, der Kopf wird aufrecht gehalten.

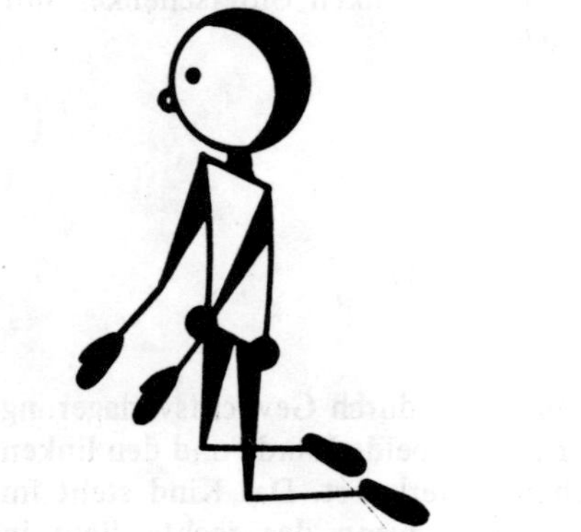

Das Kind stemmt sich in den Kniestand hoch, indem es Unterschenkel und Fußrücken gegen den Boden stemmt. Die Hände der Therapeutin können hierbei rechts und links am Becken liegen. Die Hüftgelenke bewegen sich in die volle Streckung, die Kniegelenke strecken sich bis zu einem Winkel von 90 Grad. Das Kind belastet im Kniestand beide Beine gleichmäßig. Der Rücken ist gestreckt, der Kopf wird aufrecht gehalten.

Vom Vierfüßlerstand in den Kniestand kommen (mit Torsion im Rumpf)

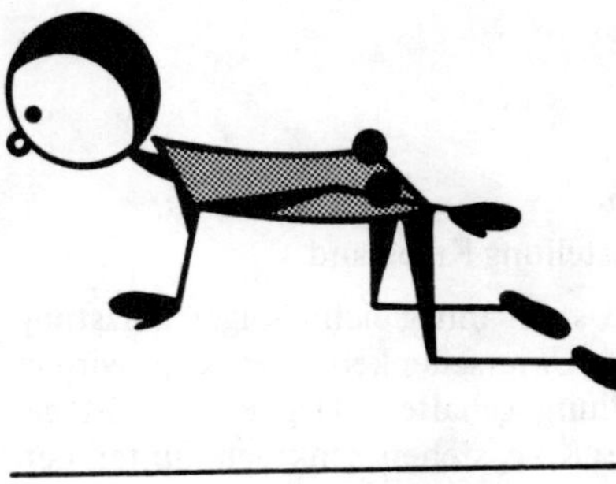

Ausgangsstellung Vierfüßlerstand

Das Kind steht mit gleichmäßiger Belastung auf allen vier Extremitäten. Die Hände stehen senkrecht unter den Schultern und die Knie senkrecht unter den Hüften. Die Unterschenkel liegen flach und parallel auf dem Boden. Der Kopf wird in Mittelstellung gehalten. Der Rücken ist gerade. Die linke Hand wird nach hinten neben den Rumpf gehalten. Die Hände der Therapeutin liegen an der rechten Hüfte und am Unter- oder Oberarm.

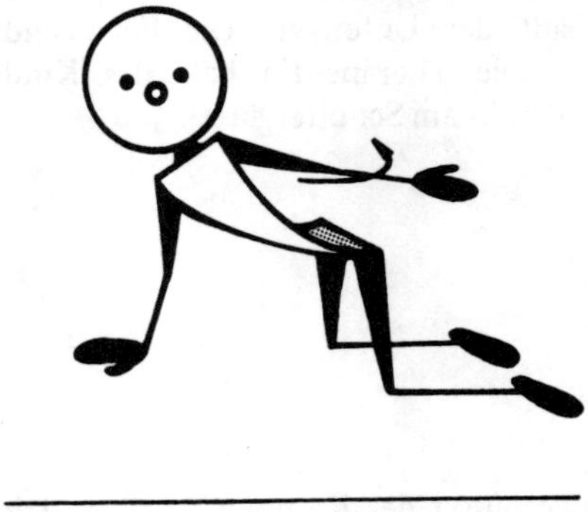

Durch Zug des Armes nach hinten, der mit Außenrotation des Armes kombiniert wird, strecken sich Kopf und Rumpf. Dabei wird die linke Schulter nach dorsal aufgedreht. Es entsteht eine Torsion im Rumpf.

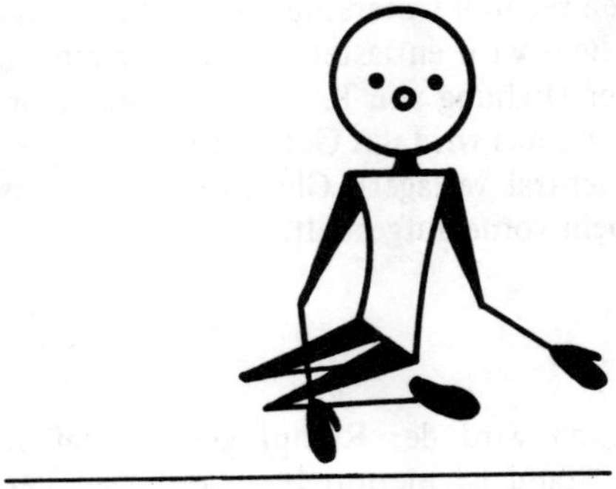

Der Rumpf wird nach hinten unten verlagert. Der rechte Arm wird entlastet. Das Kind sitzt im Fersensitz mit Torsion im Rumpf.

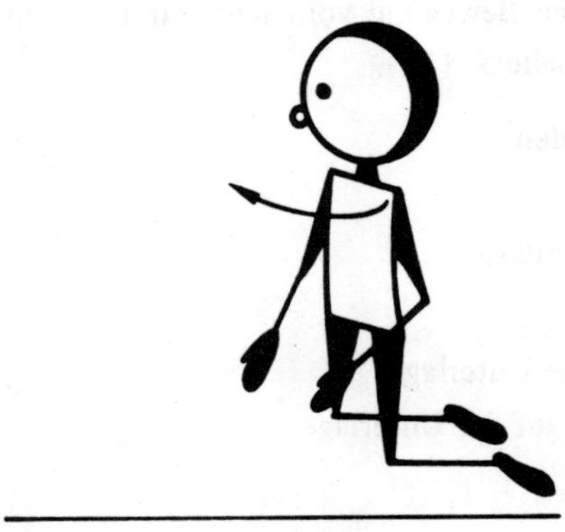

Kopf und Schultergürtel werden nach rechts in die Frontalebene gedreht. Das Kind stemmt sich in den Stand hoch, in dem es Unterschenkel und Fußrücken gegen den Boden drückt.

Vom Kniestand in den Halbkniestand kommen (mit Torsion im Rumpf)

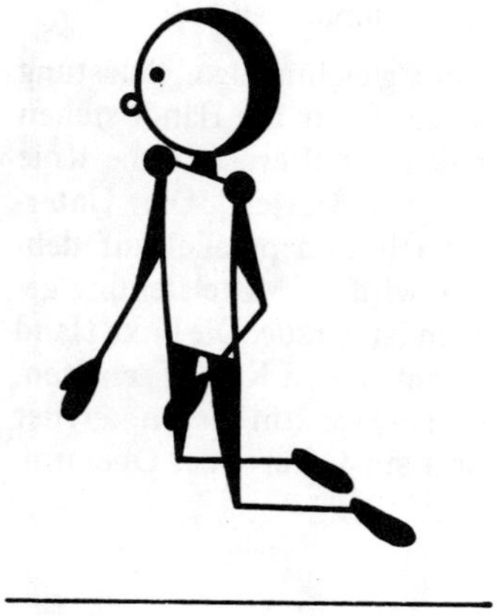

Ausgangsstellung Kniestand

Das Kind steht mit gleichmäßiger Belastung auf beiden Unterschenkeln. Der Kopf wird in Mittelstellung gehalten. Der Rücken ist gerade. Die Knie stehen senkrecht unter den Hüften, die Unterschenkel liegen flach und parallel auf der Unterlage. Die Füße sind gestreckt. Die Therapeutin hält das Kind rechts und links am Schultergürtel.

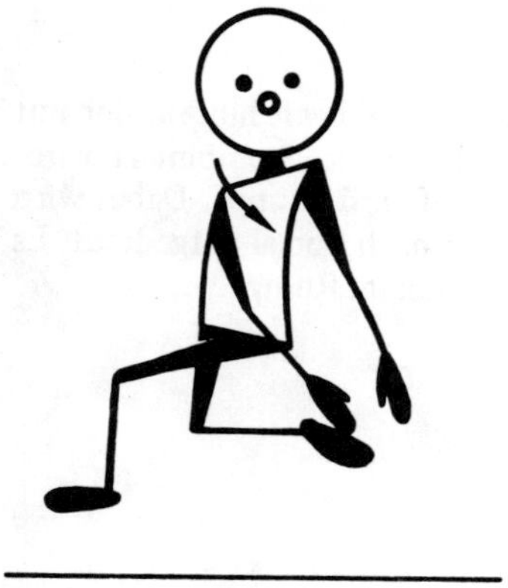

Der Schwerpunkt des Rumpfes wird seitlich auf den rechten Unterschenkel verlagert. Das linke Bein wird entlastet und zum Spielbein. Mit der Drehung von Kopf und Schultergürtel nach links wird das Gewicht des Rumpfes nach ventral verlagert. Gleichzeitig wird das Spielbein vorne aufgestellt.

Durch die Drehung des Schultergürtels gegen das Becken wird der Rumpf gewissermaßen „zugeschraubt". Eine weiterlaufende Bewegung in den Stand ist hiermit blockiert, weil der Schultergürtel nicht mehr in der Frontalebene steht. Die Bewegung vom Kniestand in den Halbkniestand ist auch ohne Torsion im Rumpf möglich (siehe S. 121).

Folgende Faktoren müssen im Halbkniestand beachtet werden:

- Kopf- und Schulterhaltung
- Koordination zwischen Bauch-, Rücken- und Gesäßmuskulatur
- Streckung der Standbeinhüfte
- Der Fußrücken des belasteten Unterschenkels berührt die Unterlage
- Der Fuß des vorgestellten Beines steht mit ganzer Sohle auf der Unterlage
- Der vordere Unterschenkel steht senkrecht

Vom Halbkniestand in den Stand kommen (asymmetrisches Aufstehen)

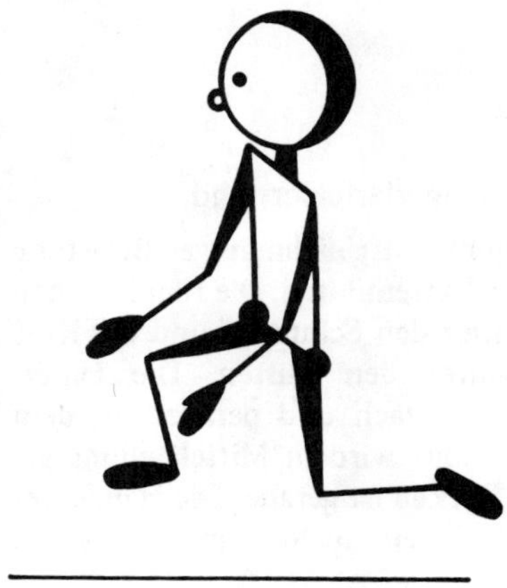

Ausgangsstellung Halbkniestand

Das Kind belastet einen Unterschenkel, der flach auf dem Boden liegt, und den nach vorne aufgestellten Fuß mit ganzer Sohle. Die Hüfte des hinteren Beines ist gestreckt. Der Rumpf ist gerade. Der Kopf wird in Mittelstellung gehalten. Die Hände der Therapeutin liegen rechts und links am Becken.

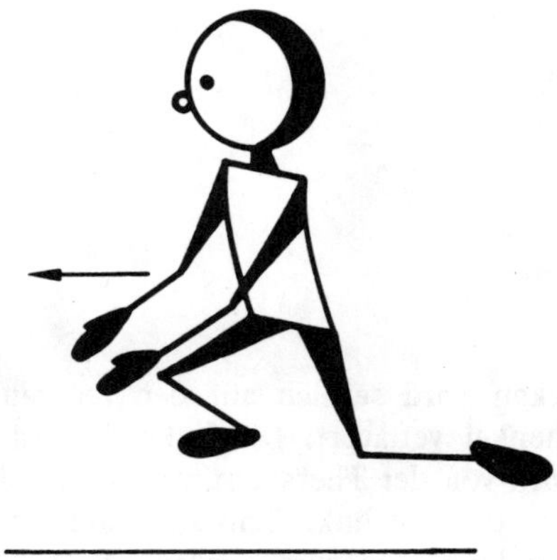

Vom Becken her verschiebt die Therapeutin den Schwerpunkt des Rumpfes nach rechts und nach vorn. Das Knie des vorgestellten Beines wird über den Fuß geschoben (wichtige Phase beim Hochkommen in den Stand). Das Bein muß achsengerecht stehen bleiben und darf dabei weder in die Ab- noch Adduktion ausweichen. Der Fuß bleibt mit ganzer Sohle auf der Unterlage.

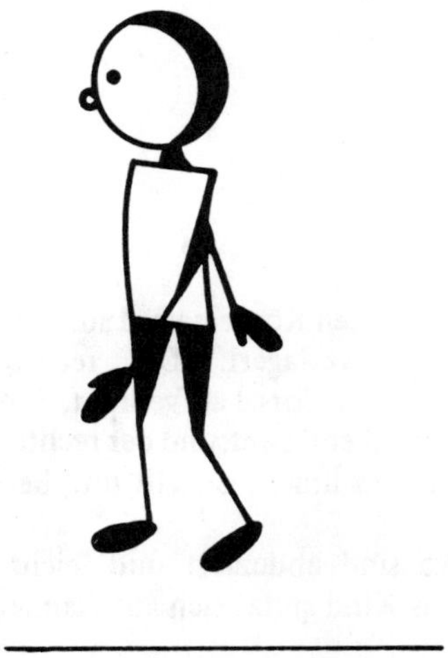

Das Kind stemmt sich über dem rechten Fuß in den Stand. Linker Unterschenkel und Fußrücken drücken sich dabei gegen den Boden.

Vom Vierfüßlerstand über die Hocke in den Stand kommen (symmetrisches Aufstehen)

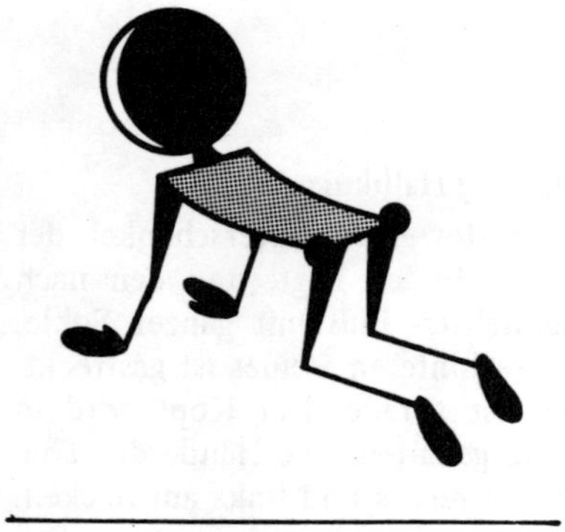

Ausgangsstellung Vierfüßlerstand

Das Kind steht mit gleichmäßiger Belastung auf allen vier Extremitäten. Die Hände stehen senkrecht unter den Schultern und die Knie senkrecht unter den Hüften. Die Unterschenkel liegen flach und parallel auf dem Boden. Der Kopf wird in Mittelstellung gehalten. Der Rücken ist gerade. Die Hände der Therapeutin liegen rechts und links am Becken.

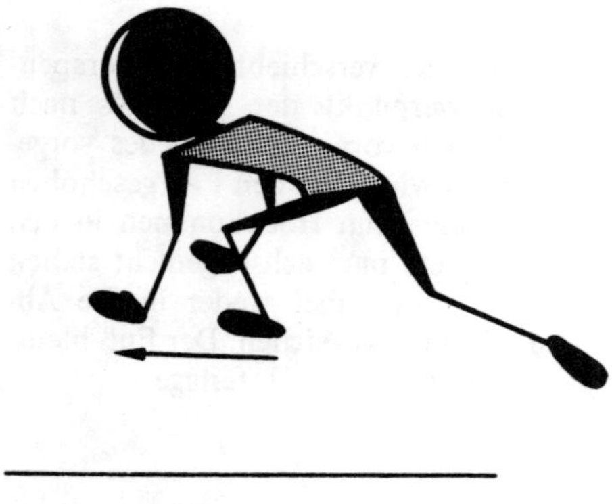

Das Becken wird seitlich auf den rechten Unterschenkel verlagert. Die linke Beckenhälfte wird von der Therapeutin nach dorsal aufgedreht und das linke Bein kann in Hüft- und Kniegelenk angebeugt werden. Der Fuß wird mit ganzer Sohle aufgestellt.

Das Gewicht des ganzen Körpers wird auf den vorgestellten Fuß verlagert. Die rechte Beckenhälfte wird nach dorsal aufgedreht, der rechte Unterschenkel entlastet, und der rechte Fuß kann neben den linken gestellt und belastet werden.

Die Hüftgelenke sind abduziert und leicht außenrotiert. Das Kind stützt sich auf Hände und Füße.

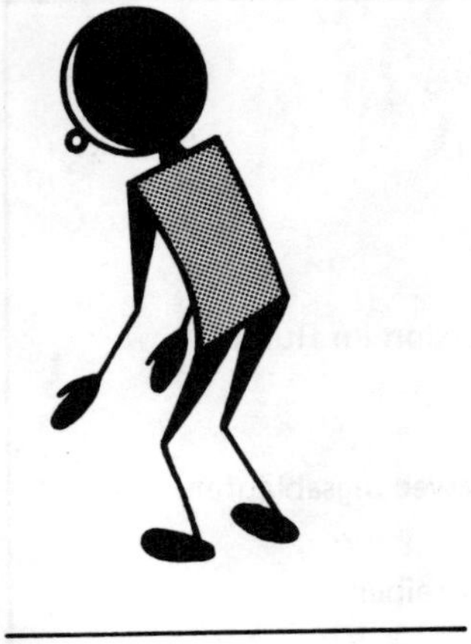

Das Kind stemmt sich mit beiden Füßen in den Stand hoch und das Gewicht des Rumpfes wird nach oben verlagert. Hüft- und Kniegelenke strecken sich. (Aus der halbgebückten Stellung hat das Kind durch die schützende Vorstreckung der Arme immer noch die Möglichkeit, auf die Hände zurückzufallen.)

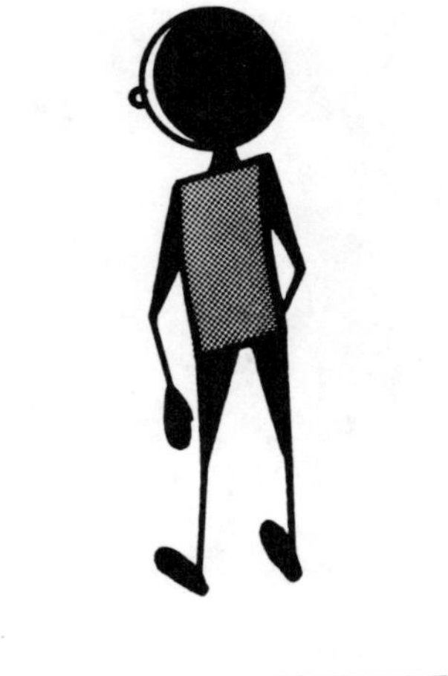

Das Kind steht senkrecht.

Lernziele

Sie können:

- folgende Bewegungsabläufe erklären
  - von der Bauchlage in den Vierfüßlerstand
  - vom Vierfüßlerstand in den Kniestand mit und ohne Torsion im Rumpf
  - vom Kniestand in den Halbkniestand
  - vom Vierfüßlerstand über die Hocke in den Stand
- bewegungsauslösende Griffe der Therapeutin bei obigen Bewegungsabläufen angeben und Varianten davon entwickeln
- die Ausgangsstellungen zu obigen Bewegungsabläufen beschreiben

14. Bewegungen in Halbkniestand, Hocke und Stand

Die Positionen Halbkniestand, Hocke und Stand werden für Bewegungsabläufe gebraucht, über die ein Kind vom Liegen zum Laufen kommt.

a) Bewegungsabläufe im Halbkniestand

Unterstützungsfläche im Halbkniestand

Im Vergleich zu den Bewegungsabläufen im Kniestand verlangen die Bewegungen im Halbkniestand mehr Balancevermögen von Kopf, Rumpf und Extremitäten. Um das Körpergewicht zu balancieren, stehen statt zweier Unterschenkel wie im Kniestand, nur ein Unterschenkel und ein Fuß als Unterstützungsfläche zur Verfügung. Die Basis hat sich also verkleinert. Der Halbkniestand wird als asymmetrische Form des Aufstehens in den Stand gebraucht. Als symmetrisches Hochkommen wird das Aufstehen über die Hockstellung in die Senkrechte bezeichnet (S. 122, 123). In diesem Kapitel wird zunächst das Stabilisieren des „Standknies" und die Dehnung des Musculus Gastrocnemius gezeigt. Dann folgen Beispiele, die das Üben der Stützreaktion der Arme und die Bewegungen vom Halbkniestand inden „aufgebrochenen Fersensitz" demonstrieren.

Stabilisieren des „Standknies"

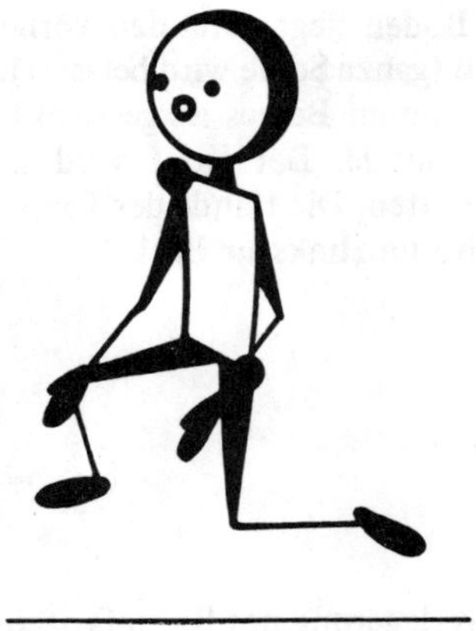

Ausgangsstellung Halbkniestand

Das Kind belastet einen Unterschenkel, der flach auf dem Boden liegt und den vorne aufgestellten Fuß mit ganzer Sohle. Die Hüfte des hinteren Beines ist gestreckt. Der Rumpf ist gerade. Der Kopf wird in Mittelstellung gehalten. Die Hände der Therapeutin liegen am Becken und an der gegenüberliegenden Schulter.

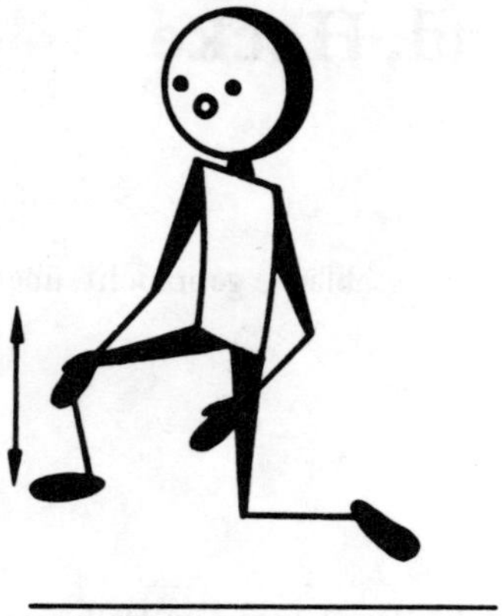

Der Schwerpunkt des Rumpfes wird auf den linken Unterschenkel verlagert. Das rechte Bein wird entlastet und kann schnell und oft einige Zentimeter von der Unterlage abgehoben werden. Der Fuß wird mit ganzer Sohle auf den Boden zurückgestellt. Von der Muskulatur der Standbeinhüfte wird eine intensive Haltearbeit gefordert.

Passives Dehnen des Musculus Gastrocnemius*

Bei der folgenden Bewegung kommt es am distalen Anteil des Muskels zu einer Dehnung, wobei der proximale Anteil zunehmend entlastet wird.

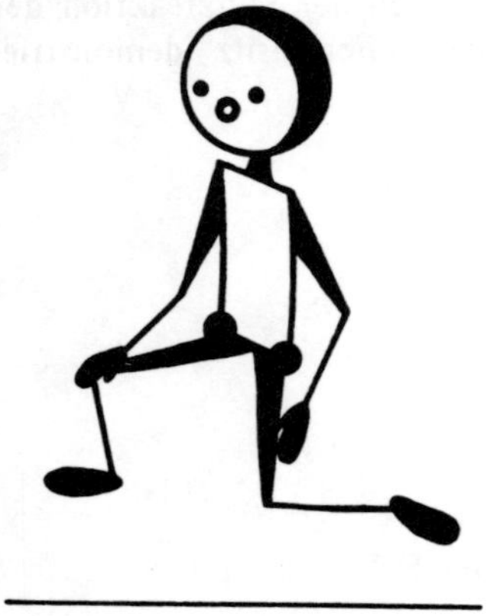

Ausgangsstellung Halbkniestand

Das Kind belastet einen Unterschenkel, der flach auf dem Boden liegt, und den vorne aufgestellten Fuß (ganze Sohle wird belastet). Die Hüfte des hinteren Beines ist gestreckt. Der Rumpf ist gerade. Der Kopf wird in Mittelstellung gehalten. Die Hände der Therapeutin liegen rechts und links am Becken.

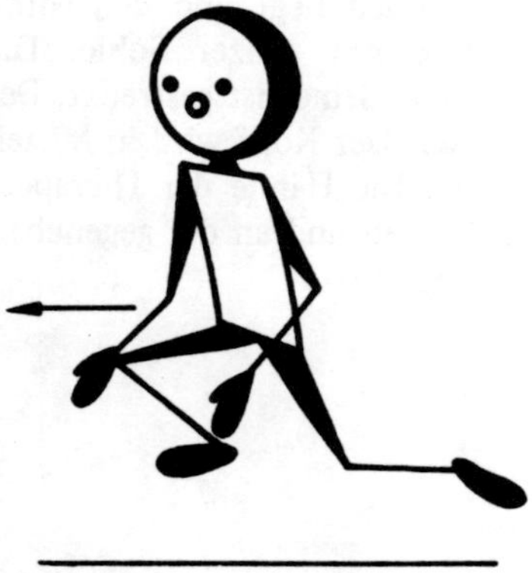

Durch Gewichtsverlagerung des Rumpfs nach rechts und nach vorne wird das Knie des vorgestellten Beines über den Fuß geschoben. Die Ferse soll dabei fest auf der Unterlage bleiben, deshalb ist hierbei häufig eine Hand der Therapeutin auf dem vorderen Knie erforderlich.

* siehe auch S. 129

Mit beiden Händen nach vorne stützen

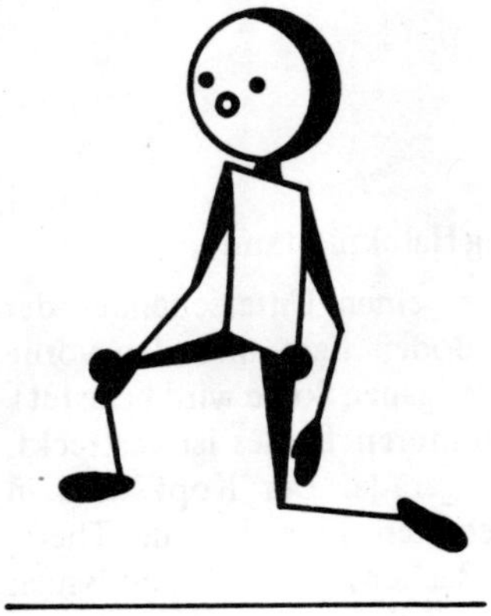

Ausgangsstellung Halbkniestand

Das Kind belastet einen Unterschenkel, der flach auf dem Boden liegt, und den vorne aufgestellten Fuß (ganze Sohle wird belastet). Die Hüfte des hinteren Beines ist gestreckt. Der Rumpf ist gerade. Der Kopf wird in Mittelstellung gehalten. Die Hände der Therapeutin liegen auf dem vorgestellten Knie und an der gegenüberliegenden Beckenhälfte.

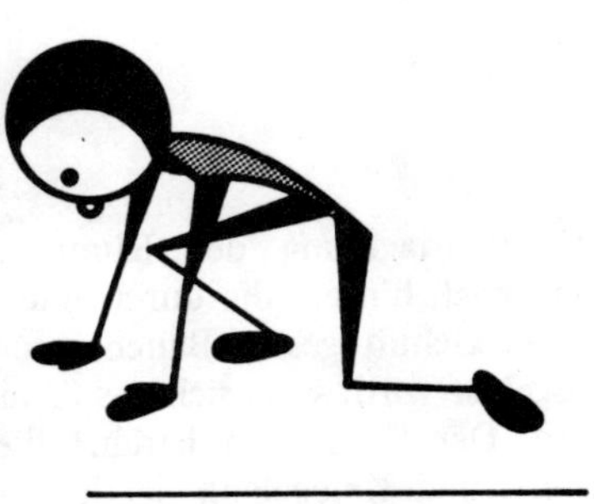

Durch Gewichtsverlagerung des Oberkörpers nach rechts und nach vorne schiebt sich das Knie des vorgestellten Beines über den Fuß. Das Kind stützt mit geöffneten Händen auf die Unterlage. Der Fuß des hinteren Beines bleibt gestreckt.

Aus dem Halbkniestand auf eine Ferse setzen („aufgebrochener Fersensitz“)

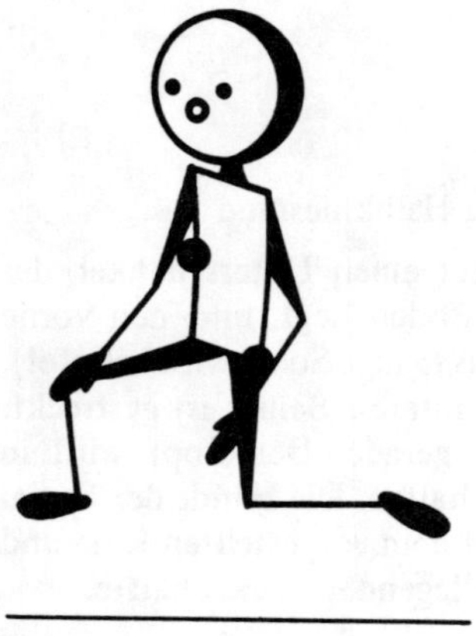

Ausgangsstellung Halbkniestand

Das Kind belastet einen Unterschenkel, der flach auf dem Boden liegt und den vorne aufgestellten Fuß (ganze Sohle wird belastet). Die Hüfte des hinteren Beines ist gestreckt. Der Rumpf ist gerade. Der Kopf wird in Mittelstellung gehalten. Eine Hand der Therapeutin liegt am Becken, die andere an Bauch oder Brustbein.

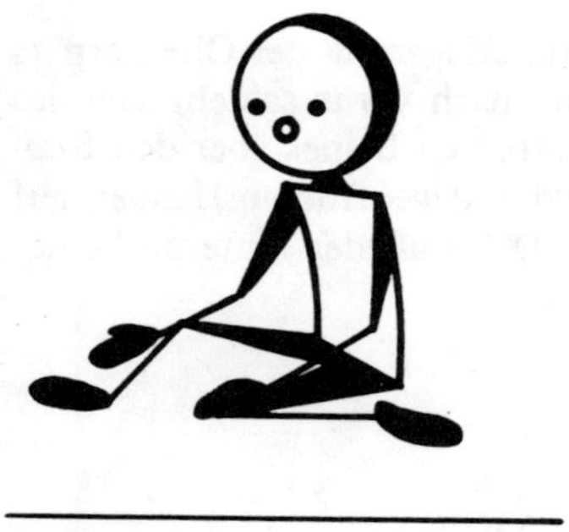

Durch Gewichtsverlagerung des Rumpfes nach links und nach hinten, die durch einen kontinuierlichen Schub gegen Bauch oder Brustbein ausgelöst wird, setzt sich das Kind auf die Ferse. Der Fußrücken berührt die Unterlage. Hüft- und Kniegelenk des hinteren Beines werden *kontrolliert und langsam* in die Beugung gebracht. Das vorgestellte Bein bleibt in Mittelstellung (weder Abduktion noch Adduktion).

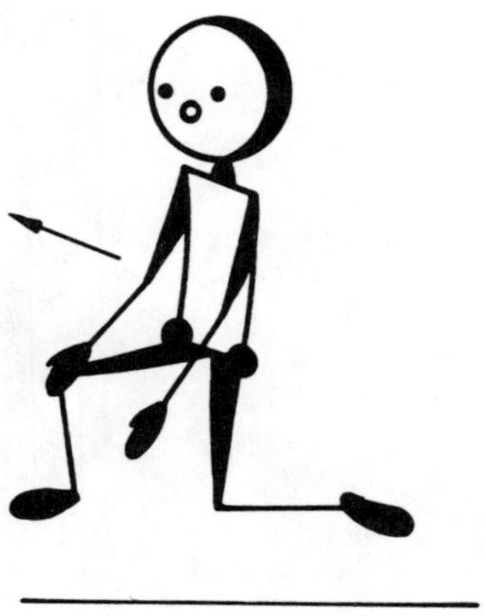

Beim Wiederhochkommen in den Halbkniestand wird vor allem die Arbeit der Gesäß- und Kniestreckmuskulatur des hinteren Beines gebraucht. Dies sollte genau wie das Zurücksetzen auf die Ferse langsam und kontrolliert geschehen, ohne daß der hintere Unterschenkel nach vorne rutscht. Die Hände der Therapeutin liegen dabei rechts und links am Becken.

b) Bewegungsabläufe in der Hocke

Mit 10 bis 12 Monaten beginnt das Kind, sich selbständig über den Halbkniestand oder die Hocke in den Stand zu bewegen. Es bewegt sich aus dem Stand wieder in die Hocke und hält sich dabei an Gegenständen fest. Später kann es dies auch freihändig tun. In diesem Kapitel werden Vorschläge für Gewichtsverlagerungen in der Hocke gemacht, die für die sicheren Bewegungsabläufe aus der Hocke in den Stand Voraussetzung sind.

Passives Dehnen des Musculus Gastrocnemius durch Gewichtsverlagerung nach vorne
Aktives Dehnen des Musculus Gastrocnemius durch Gewichtsverlagerung nach hinten

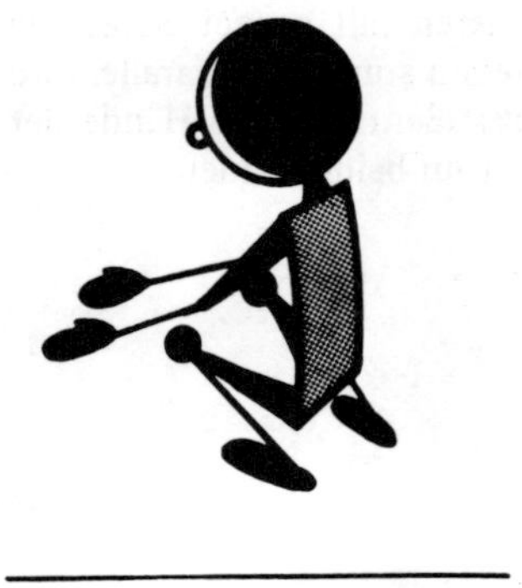

Ausgangsstellung Hocke

Das Kind hockt auf dem Boden. Die Beine sind in den Hüftgelenken flektiert, abduziert und außenrotiert. Die Füße sind dorsalflektiert und belasten mit ganzer Sohle die Unterlage. Sie stehen annähernd parallel und belasten den Fußaußenrand. Die Hände der Therapeutin liegen auf den Knien.

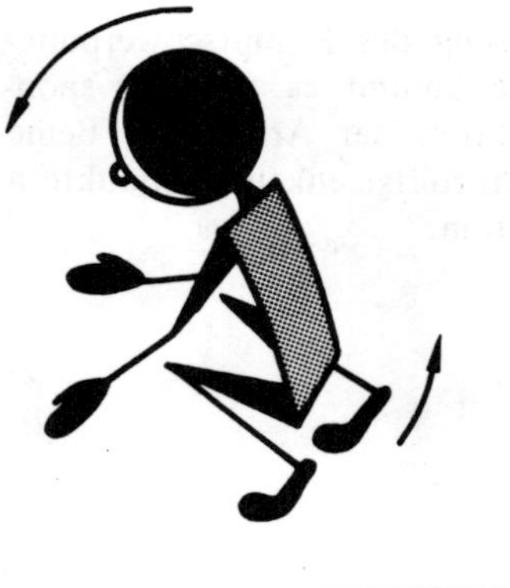

Der Rumpf wird von den Knien aus bei Abduktion und Außenrotation der Beine in den Hüftgelenken vorverlagert. Die Fersen bleiben so lange wie möglich auf dem Boden, ohne daß sich die Zehen übermäßig krallen (passive Bewegungen gegen den Spitzfuß). Heben sich die Fersen von der Unterlage, werden die Zehenflexoren in der Dehnung aktiviert. Das Kind stützt sich mit beiden Händen auf die Unterlage.

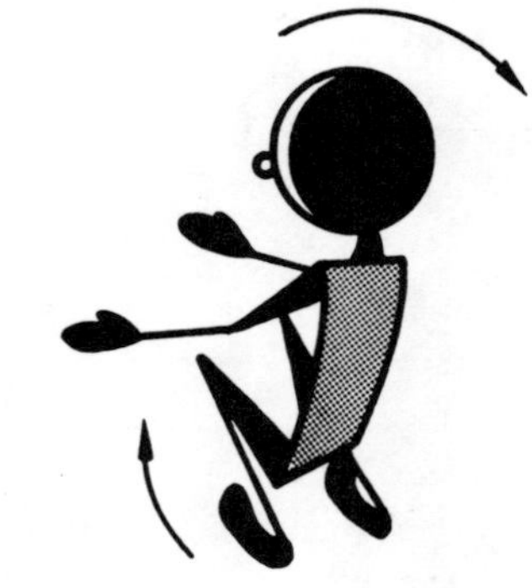

Wird der Rumpf nach hinten verlagert, heben sich Zehen und Vorderfuß von der Unterlage (aktive Bewegung gegen den Spitzfuß). Die Hände lösen sich von der Unterlage.

Stützen auf beide Hände

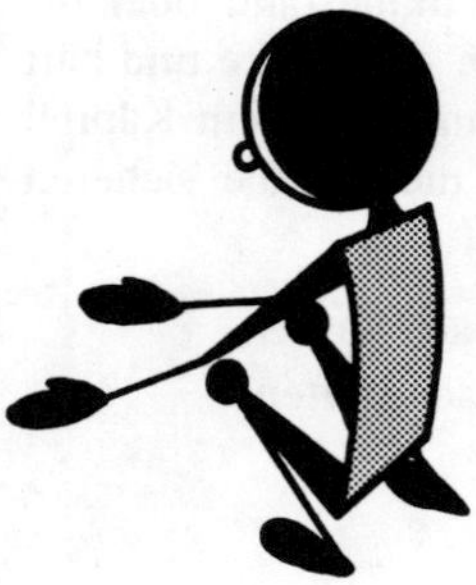

Ausgangsstellung Hocke

Das Kind hockt auf dem Boden. Die Beine sind in den Hüftgelenken flektiert, abduziert und außenrotiert. Die Füße sind dorsalflektiert und belasten mit ganzer Sohle die Unterlage. Sie stehen annähernd parallel und belasten den Fußaußenrand. Die Hände der Therapeutin liegen auf beiden Knien.

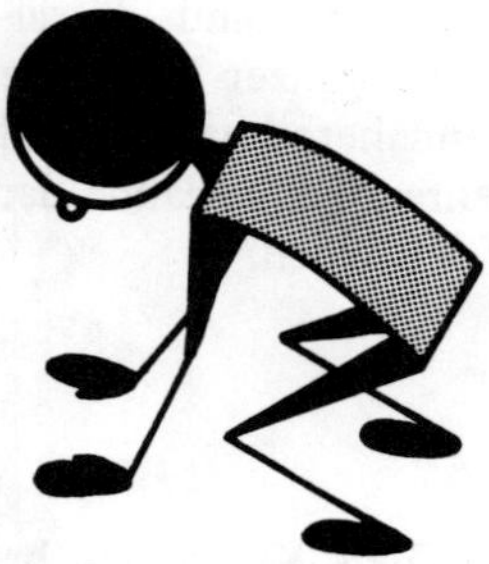

Durch Verlagerung des Rumpfschwerpunktes nach vorne kommt es zu einer spontanen Stützreaktion der Arme. Die Beine sind dabei in den Hüftgelenken in Abduktion und Außenrotation.

Dehnen der ischiocruralen Muskelgruppe

(Vorbereitung für den Langsitz, S. 86)

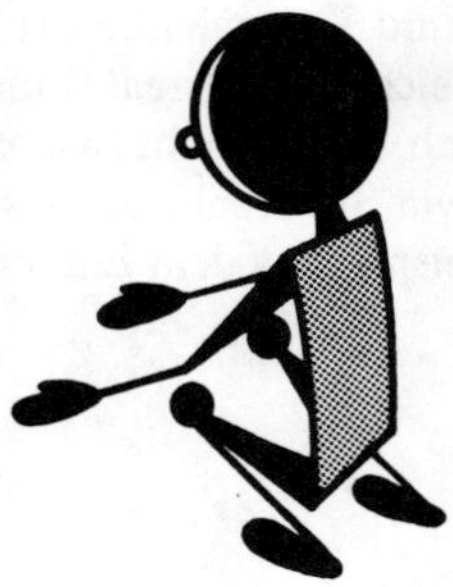

Ausgangsstellung Hocke

Das Kind hockt auf dem Boden. Die Beine sind in den Hüftgelenken flektiert, abduziert und außenrotiert. Die Füße sind dorsalflektiert und belasten mit ganzer Sohle die Unterlage. Sie stehen annähernd parallel und belasten den Fußaußenrand. Die Hände der Therapeutin liegen auf den Knien oder am Gesäß des Kindes.

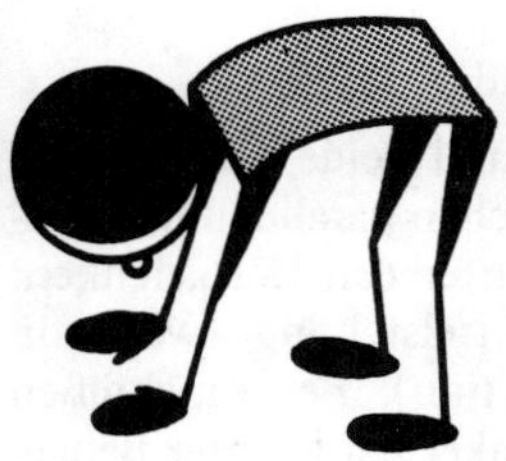

Durch Verlagerung des Rumpfschwerpunktes nach vorne stützt das Kind auf beide Hände. Die gebeugten Kniegelenke werden annähernd in die Streckung gebracht, während die Füße mit ganzer Sohle auf der Unterlage bleiben. Die Therapeutin kann das Kind unterstützen, indem sie das Gesäß hochhebt. Diese Stellung kann allein gehalten werden und wird von Kleinkindern oft mit der Fortbewegung kombiniert („Bärengang“).

Bei dieser Bewegung kommt es vor allem im distalen Anteil der Muskelgruppe zu einer Dehnung, wobei der proximale Anteil durch die unvollkommene Hüftbeugung noch entlastet bleibt.

c) Bewegungsabläufe aus dem Stand

Im Alter von 10 bis 12 Monaten beginnt ein gesundes Kleinkind, sich an Gegenständen zum Stehen hochzuziehen. Im Stand spreizt es seine Beine und steht ab und zu auf Zehenspitzen, vorwiegend jedoch auf der ganzen Fußsohle. Zu Beginn sind die Hüft- und Kniegelenke oft in leichter Flexionsstellung. Wenn ein Kind sicher steht, haben sich die Gleichgewichtsreaktionen im Vierfüßlerstand entwickelt. Wenn ein Kind sicher geht, haben sich die Gleichgewichtsreaktionen im Stand entwickelt. In diesem Kapitel folgen Beispiele, wie Stützreaktionen aus dem Stand ausgelöst werden können. Zum Schluß wird ein Bewegungsbeispiel aus dem Einbeinstand demonstriert.

Auf beide Hände stützen

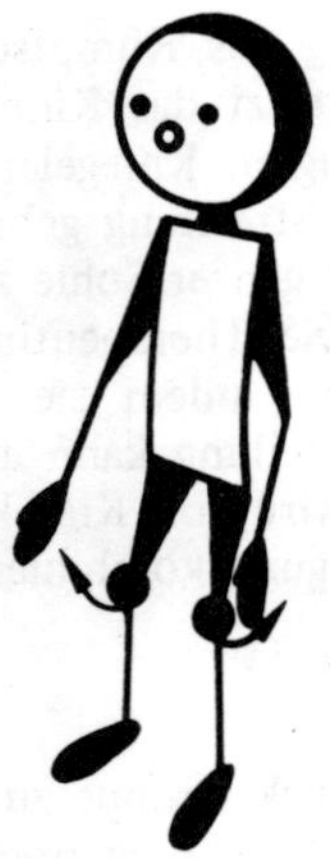

Ausgangsstellung Stand

Das Kind hat im Stand beide Füße gleichmäßig belastet. Sie stehen parallel und befinden sich senkrecht unter den Hüftgelenken. Die Beine sind in Mittelstellung (weder in Ab-, noch in Adduktion). Bei Knickfüßen werden die Oberschenkel bei leichter Beugestellung der Kniegelenke nach außenrotiert. Dadurch wird der Fußinnenrand von der Unterlage abgehoben. Der Rücken ist gestreckt. Der Kopf wird in Mittelstellung aufrecht gehalten. Die Arme sind in allen Gelenken in Mittelstellung. Die Hände der Therapeutin liegen an der Innenseite der Knie.

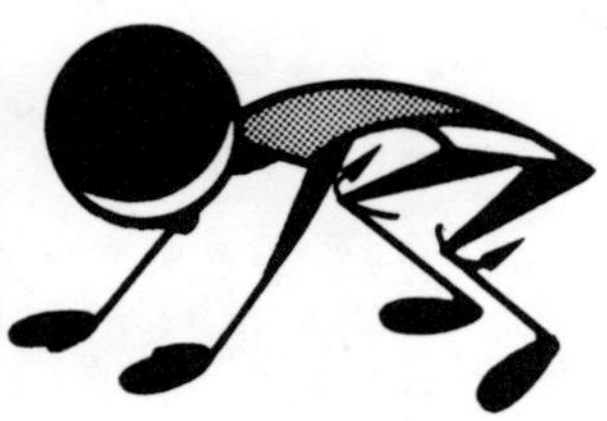

Durch Schwerpunktverlagerung des Oberkörpers nach vorne stützt das Kind auf beide Hände. Während das Kind beide Arme nach vorne streckt, werden Hüft- und Kniegelenke flektiert. Die Oberschenkel werden abduziert und außenrotiert. Die Füße bleiben mit ganzer Sohle auf der Unterlage.
Je weiter entfernt die Hände von den Füßen auf die Unterlage stützen, desto eher lösen sich die Fersen von der Unterlage. Dabei werden die Zehenflexoren gedehnt. In dieser Stellung kann das Gewicht vor- und zurückverlagert werden.

Auf eine Hand stützen

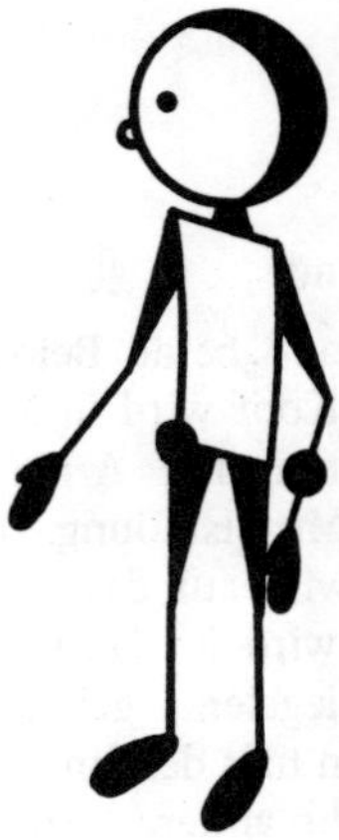

Ausgangsstellung Stand

(Siehe Beschreibung S. 132)

Die Therapeutin hält den linken Arm des Kindes neben oder hinter den Körper. Ihre zweite Hand hält sie an der rechten Beckenhälfte oder am Rücken.

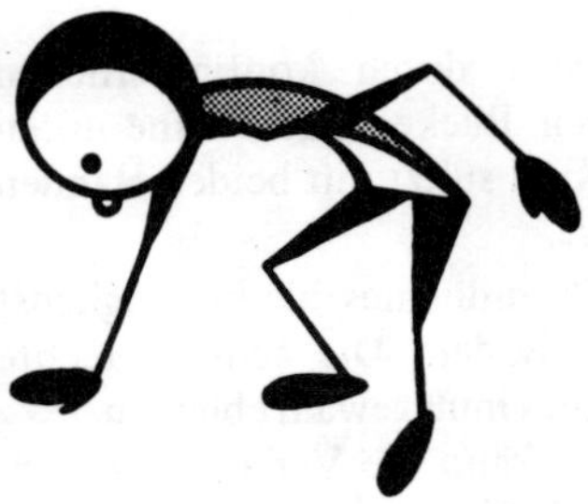

Durch Schwerpunktverlagerung des Rumpfes nach vorne stützt das Kind auf die rechte Hand. Die achsengerechte Stellung der Beine muß bewahrt bleiben.

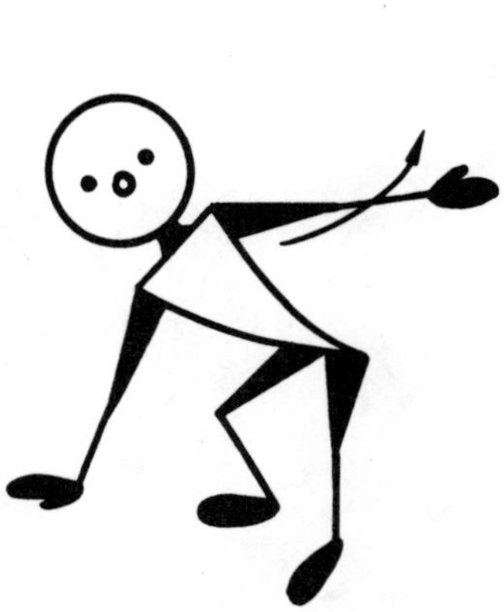

Dreht die Therapeutin unter Zug Arm und Schulter des Kindes nach außen, drehen Kopf und Schultergürtel nach links. Die Drehung von Kopf und Schultergürtel kann mit mehr oder weniger Extension verbunden sein, was die Therapeutin durch Zug und Rotation des Armes dosieren kann.

Das Kind richtet sich wieder auf.

Aus dem Einbeinstand auf beide Hände stützen

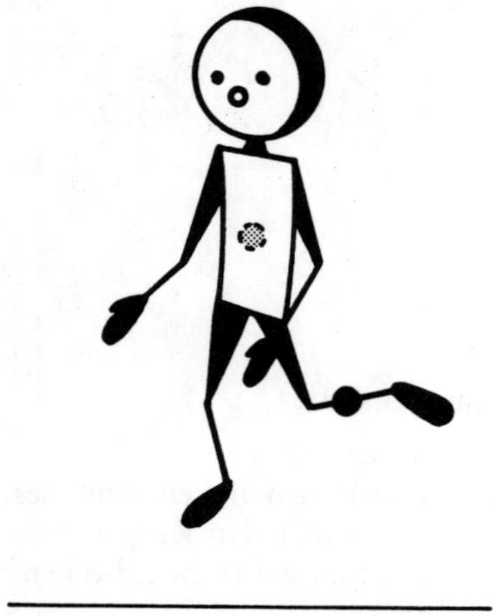

Ausgangsstellung Stand

Das Kind hat im Stand beide Beine gleichmäßig belastet. Der Kopf wird in Mittelstellung aufrecht gehalten. Die Arme sind in allen Gelenken in Mittelstellung. Das Gewicht des Rumpfes wird auf das rechte Bein verlagert. Das linke wird im Hüftgelenk gestreckt und im Kniegelenk gebeugt. Eine Hand der Therapeutin hält den linken Unter- oder Oberschenkel, die andere liegt auf dem Rücken.

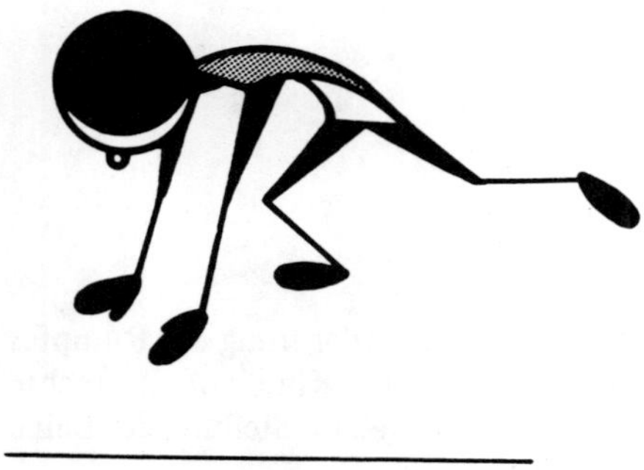

Der Rumpf wird durch kontinuierlichen Schub gegen den Rücken nach vorne unten verlagert. Das Kind stützt mit beiden Händen auf die Unterlage.

Die Ferse des Standbeines bleibt möglichst lange auf dem Boden. Die achsengerechte Stellung des Beines muß gewahrt bleiben.

Die Therapeutin kann die Verlagerung auch von dem nach hinten gehaltenen Bein aus auslösen.

Lernziele

Sie können:

- folgende Positionen in verschiedene Bewegungsabläufe einbauen
  - Halbkniestand
  - Hocke
  - Stand
- erklären und begründen, bei welcher Bewegung im Halbkniestand der distale Anteil des Gastrocnemius gedehnt und der proximale zunehmend entlastet wird
- Richtung der Gewichtsverlagerung des Rumpfes bei folgenden Bewegungen aus dem Halbkniestand angeben
  - mit beiden Händen vorne aufstützen
  - auf eine Ferse setzen
- Ausgangsstellung Hocke beschreiben
- erklären, bei welcher Bewegung in der Hocke folgende Muskeln trainiert werden
  - Zehenflexoren
  - Zehenextensoren
- erklären und begründen, bei welcher Bewegung aus der Hocke die Ischiocruralen bei teilentlastetem proximalen Anteil gedehnt werden
- folgende Bewegungsabläufe aus dem Stand analysieren, die bewegungsauslösenden Griffe dazu angeben und Varianten davon entwickeln
  - auf beide Hände stützen
  - auf eine Hand stützen
  - aus dem Einbeinstand auf beide Hände stützen

15. Gleichgewichtsreaktionen im Stand

a) Allgemeines

Für schnelles, gut koordiniertes Gehen müssen die Gleichgewichtsreaktionen im Stand entwickelt sein. Ein motorisch behindertes Kind sollte, bevor mit ihm Gehen geübt wird, Gewichtsverlagerungen im Kniestand (vgl. S. 113) und den Kniegang (vgl. S. 114) unter besonderer Berücksichtigung koordinierter Kopf-, Rumpf- und Extremitätenbewegungen erfahren haben. Ebenso sollte es vorbereitend für das Gehen Gewichtsverlagerungen im Stand üben, die die folgenden Analysen beschreiben. Die Gleichgewichtsreaktionen werden nur sichtbar, wenn das Kind der Verschiebung des Gleichgewichtes entgegenwirkt. Weicht es der Gewichtsverlagerung aus, reagiert es mit einem Vorwärts- oder Rückwärtsschritt.

Bewegungen der Füße bei Gewichtsverlagerungen im Stand

Neben Kopf-, Rumpf- und Extremitätenbewegungen, die je nach Richtung der Gewichtsverlagerung verschiedenartig sind, ist bei den Gewichtsverlagerungen besonders auf die Fußbewegungen zu achten. Die Füße müssen genau wie die Hände tasten können. Hierzu gehört entweder eine Beweglichkeit in alle Richtungen, oder es müssen isometrische Muskelanspannungen entstehen.

Folgende Fußbewegungen können ausgelöst werden:

- Dorsalflexion (siehe S. 138, 139)
- Plantarflexion (siehe S. 140)
- Supination und Pronation (siehe Hinweis S. 139)

Praktische Durchführung

Um die Gewichtsverlagerungen im Stand zu steuern, verlagert die Therapeutin den Körper nach hinten, nach vorne und in die Diagonalen. Das Gewicht wird soweit verlagert, bis die gewünschten Bewegungen erfolgen, die gebraucht werden, um das Gleichgewicht halten zu können. *Wie bei allen Gewichtsverlagerungen sollte lange genug auf die richtigen Reaktionen gewartet werden*, bevor dem Kind dabei geholfen wird.

b) Gewichtsverlagerung nach hinten

Durch Gewichtsverlagerung des Körpers nach hinten wird eine Tonuserhöhung der gesamten ventral gelegenen Muskulatur hervorgerufen. Das Kind muß, wenn es das Gleichgewicht nicht verlieren will, das nach hinten gebrachte Körpergewicht durch die Beugung des Kopfes und Rumpfes und durch die Streckung der Arme nach vorne ausgleichen. Zehen und Vorfüße werden von der Unterlage abgehoben, während die Fersen auf der Unterlage bleiben.
Die Gewichtsverlagerung nach hinten bewirkt eine Tonuserhöhung der gesamten ventral gelegenen Muskulatur.

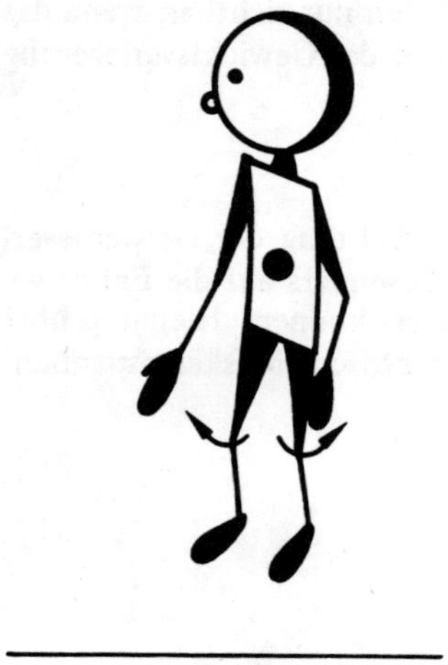

Ausgangsstellung Stand
(Siehe Beschreibung S. 132)
Die Hände der Therapeutin liegen auf der Innenseite der Knie oder auf der Ventralseite des Rumpfes.

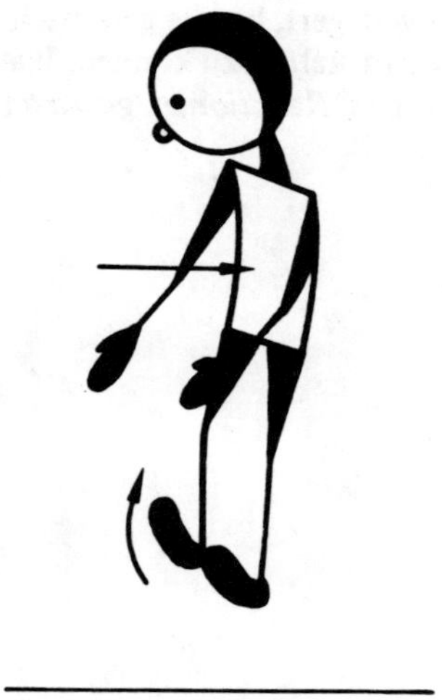

Durch *leichte* Verlagerung des Rumpfes nach hinten bringt das Kind beide Arme nach vorne. Zehen und Vorfuß bewegen sich in Dorsalflexion, während die Hüft- und Kniegelenke gestreckt, aber nicht blockiert sind.

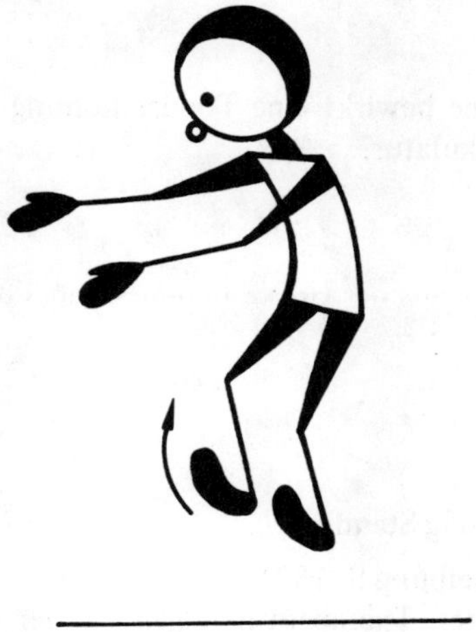

Bei *stärkerer* Gewichtsverlagerung nach hinten beugen sich Kopf und oberer Rumpf. Die Füße und Zehen werden extrem in die Dorsalflexion hochgezogen. Die Knie sind in leichter Flexion. Die Arme werden weit nach vorne gebracht.

Hinweis zur seitlichen Gewichtsverlagerung

Wird die Gewichtsverlagerung nach hinten mit der seitlichen Gewichtsverlagerung kombiniert, reagieren die Füße mit Pro- und Supinationsbewegungen. Bei extrem starker Gewichtsverlagerung kommt es zu einer weiterlaufenden Bewegung, die im Rumpf eine Torsion auslöst, wobei der Schultergürtel gegen das Becken gedreht wird. Auf diese Bewegung wird wegen der Schwierigkeit sie zeichnerisch darzustellen, verzichtet.

c) Gewichtsverlagerung nach vorne

Die Gewichtsverlagerung nach vorne bewirkt eine Tonuserhöhung der gesamten dorsal gelegenen Muskulatur.

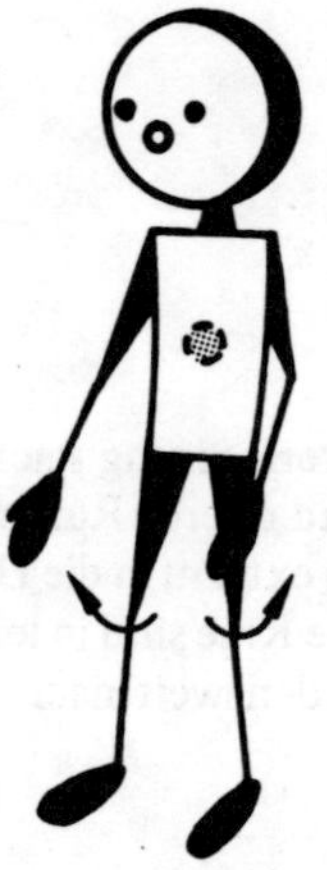

Ausgangsstellung Stand

(Siehe Beschreibung S. 132)
Die Hände der Therapeutin liegen an der Innenseite der Knie oder an der Dorsalseite des Rumpfes.

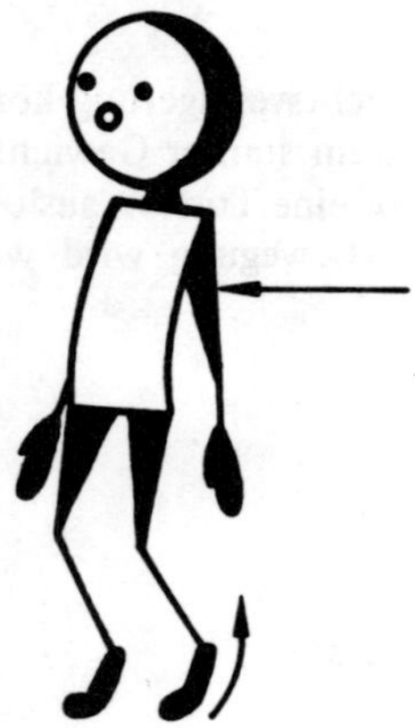

Bei *leichter* Gewichtsverlagerung nach vorne werden die Fersen von der Unterlage abgehoben. Das Kind steht auf dem Vorfuß und die Zehenflexoren werden in der Dehnung aktiviert.

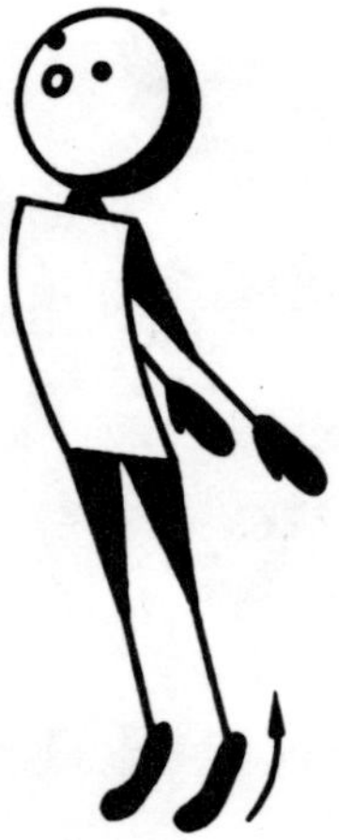

Bei *stärkerer* Gewichtsverlagerung nach vorne überstreckt sich die Lendenwirbelsäule ebenso wie Kopf und Rumpf. Die Fersen werden noch weiter von der Unterlage abgehoben, so daß das Kind nur noch auf der Flexorenseite der Zehen steht. Die Arme werden mit gestreckten Ellenbogen hinter den Körper gebracht.

Lernziele

Sie können:

- motorische Fähigkeiten aufzählen, die für schnelles gut koordiniertes Gehen Voraussetzung sind
- angeben an welcher Körperseite die Muskelgruppen liegen, die bei einer Gewichtsverlagerung im Stand mit einer Tonuserhöhung reagieren
  - bei Gewichtsverlagerung nach hinten
  - bei Gewichtsverlagerung nach vorne
- die Bewegungen von Kopf, Rumpf und Extremitäten erklären, die bei folgenden Bewegungen aus dem Stand ausgelöst werden
  - bei leichter und stärkerer Gewichtsverlagerung nach hinten
  - bei leichter und stärkerer Gewichtsverlagerung nach vorne
- die Bewegungen von Kopf, Rumpf und Extremitäten selbständig erarbeiten und erklären, die aus dem Stand bei leichter Gewichtsverlagerung nach diagonal hinten ausgelöst werden

16. Gehen

a) Allgemeines

Lernt ein gesundes Kleinkind „laufen“, sind zu Beginn die Ellenbogengelenke bei nach oben gerichteten Unterarmen gebeugt. Die Oberarme sind dabei in waagrechter Stellung vom Rumpf abgespreizt. Im Englischen wird hierfür der Ausdruck „high guard“ und bei etwas tiefer gehaltenen Armen der Ausdruck „middle guard“ gebraucht. Durch die bei der Entwicklung des Laufens noch stark vorhandene Rumpfstreckung, die mit der oben beschriebenen Armhaltung einhergeht, fehlt am Anfang noch das Mitschwingen der Arme. Die Beine werden noch nicht so sehr vorwärts, sondern zuerst eher seitwärts gesetzt. Wechselseitige Armbewegungen sind beim Gehen erst dann möglich, wenn die Arme herunterhängen und die Gleichgewichtsreaktionen des Rumpfes zunehmen.

Beeinflussung des Gehens

Bevor Schritte ausgelöst werden, sollte ein Kind Gewichtsverlagerungen im Stand ohne Fortbewegung erfahren haben (siehe S. 138–140). Die Therapeutin führt das Kind während des Gehens am Beckenkamm, am Rumpf oder an den Schultern. Beide Hände können auf den Schultern liegen, oder eine Hand kann auf der Schulter und die andere auf dem gegenüberliegenden Beckenkamm liegen. Die Therapeutin hilft bei der Gewichtsverlagerung auf das jeweilige Standbein. Ist es dem Kind trotz richtiger Führung nicht möglich, beim Gehen das Standbein in guter Stellung zu belasten, sollte erst die achsengerechte Belastung im Kniestand und Kniegang geübt werden.
Die Therapeutin sollte das Kind z. B. eher an Becken, Rumpf oder Schultern führen, als an den Armen halten. Sie sollte von proximal das Gehen üben, weil sie von dort aus besseren Einfluß auf Kopf-, Rumpf- und Extremitätenbewegungen nehmen kann, was ihr beim gehaltenen Gehen an Armen und Händen oft nicht möglich ist.

Während des Gehens kann die Therapeutin durch Beeinflussung der Gewichtsverlagerung nach vorne, hinten und zur Seite die Richtung, die Schrittlänge und das Gangtempo variieren.
In diesem Kapitel wird das Vorwärts- und Rückwärtsgehen vereinfacht dargestellt.

b) Gehen – Beispiele

Der Schultergürtel wird beim langsamen und gleichmäßigen Gehen weitgehend in der Frontalebene gehalten, während das Becken gegen den Schultergürtel gedreht wird. Beim schnellen Gehen oder Rennen wird der Armpendel schneller, dies ist als „weiterlaufende Bewegung" zu verstehen, die durch die schnelleren Bein- und Beckenbewegungen ausgelöst wird. Beim langsamen Gehen nehmen die Rotationsbewegungen des Beckens ab. Hören die Rotationen des Beckens auf, verwandelt sich das Gegenpendeln der Arme in ein symmetrisches Armpendeln (Klein-Vogelbach, 12).

Vorwärtsgehen

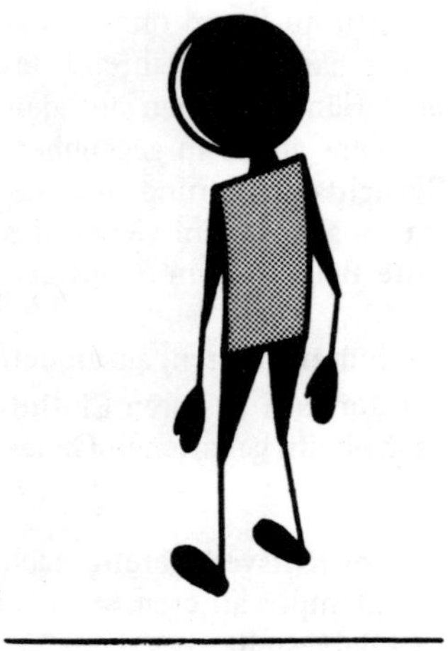

Ausgangsstellung Stand

Das Kind hat im Stand beide Füße gleichmäßig belastet. Sie belasten mit ganzer Sohle die Unterlage. Die Hüft- und Kniegelenke sind gestreckt, ohne blockiert zu sein. Der Rücken ist gestreckt. Der Kopf wird in Mittelstellung gehalten. Die Arme sind in allen Gelenken in Mittelstellung. Die Hände der Therapeutin können an beiden Beckenkämmen oder an beiden Schultern oder eine Hand am Beckenkamm, die andere an der gegenüberliegenden Schulter liegen.

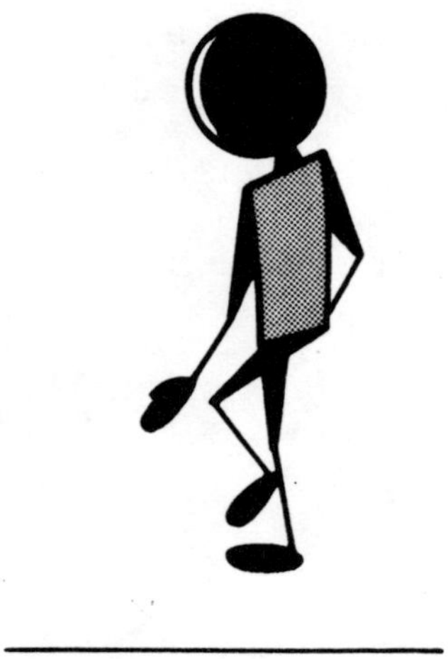

Durch Verlagerung des Rumpfschwerpunktes nach links und nach vorne wird das linke Bein zum Standbein. Das rechte löst sich von der Unterlage und wird in Hüft- und Kniegelenk angebeugt.

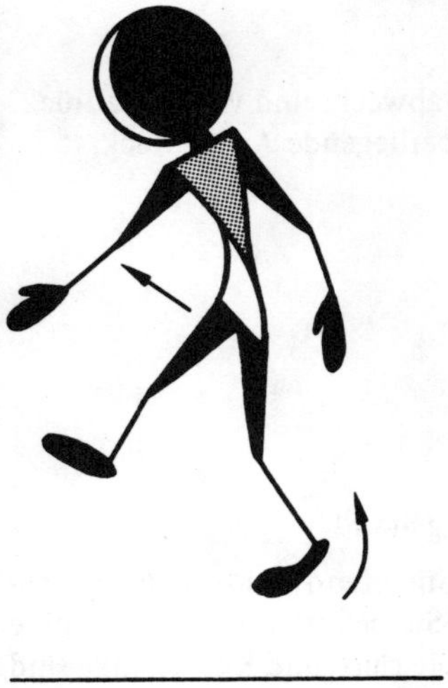

Bei weiterer Gewichtsverlagerung nach vorne wird mit dem rechten Bein ein Schritt ausgelöst. Der rechte Fuß wird auf den Boden gesetzt, die rechte Beckenhälfte gleichzeitig nach ventral vorgeschoben und das Körpergewicht darüber verlagert. Jetzt löst sich die Ferse des linken Beines von der Unterlage.

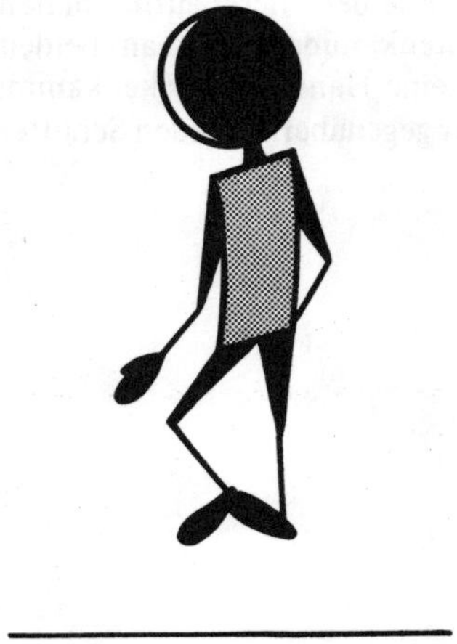

Durch volle Gewichtsverlagerung nach vorne auf das rechte Bein wird der linke Vorfuß von der Unterlage abgehoben und das Bein beugt sich in Hüft- und Kniegelenk.

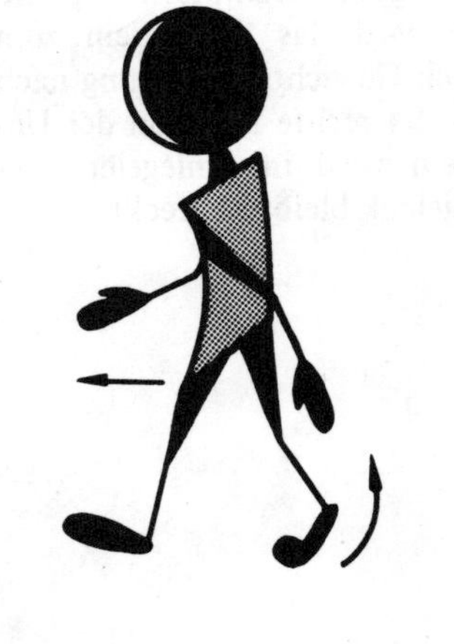

Bei weiterer Gewichtsverlagerung nach vorne wird mit dem linken Bein ein Schritt ausgelöst. Der linke Fuß wird auf den Boden aufgesetzt, die linke Beckenhälfte gleichzeitig nach ventral vorgeschoben und das Körpergewicht darüber verlagert. Jetzt löst sich die Ferse des rechten Beines von der Unterlage.

Rückwärtsgehen

Beim gleichmäßigen schnellen Rückwärtsgehen pendeln die Arme abwechselnd vor und zurück. Wenn das Spielbein hinten aufgesetzt wird, bewegt sich der gegenüberliegende Arm zurück.

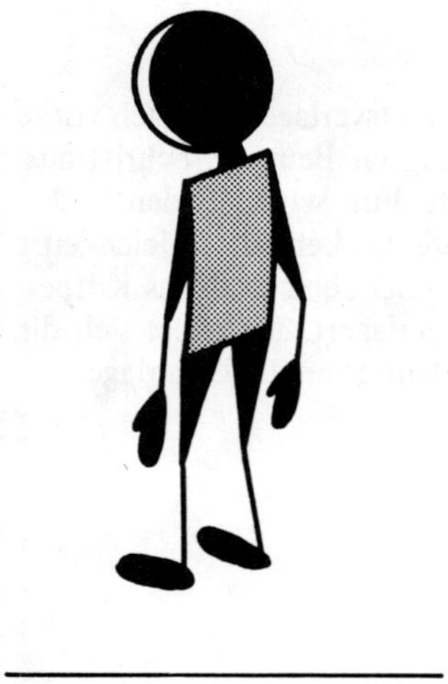

Ausgangsstellung Stand

Das Kind hat im Stand beide Füße gleichmäßig belastet. Sie belasten mit ganzer Sohle die Unterlage. Die Hüft- und Kniegelenke sind gestreckt, ohne blockiert zu sein. Der Rücken ist gestreckt. Der Kopf wird in Mittelstellung gehalten. Die Hände der Therapeutin können an beiden Beckenkämmen oder an beiden Schultern oder eine Hand am Beckenkamm, die andere an der gegenüberliegenden Schulter liegen.

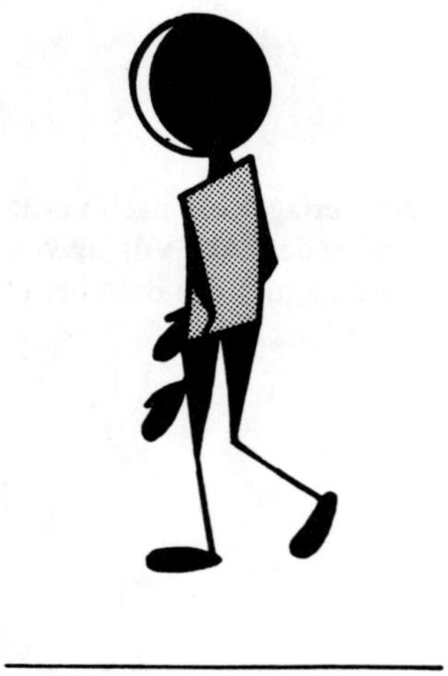

Durch Verlagerung des Rumpfschwerpunktes nach links wird das linke Bein zum Standbein. Durch Gewichtsverlagerung nach hinten löst sich der rechte Fuß von der Unterlage. Das Bein wird im Kniegelenk gebeugt, das Hüftgelenk bleibt gestreckt.

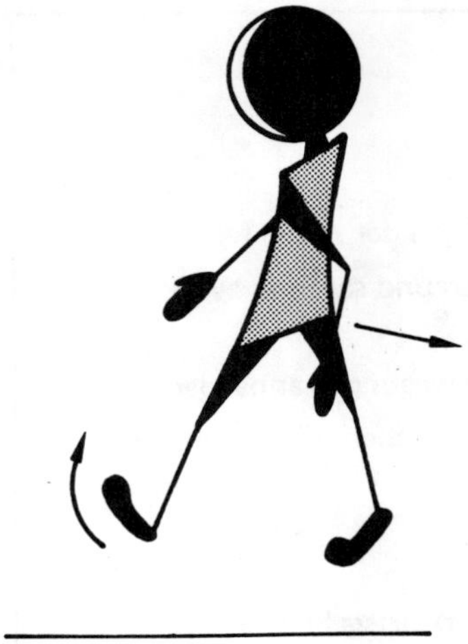

Durch weitere Gewichtsverlagerung nach hinten wird mit dem rechten Bein ein Rückwärtsschritt ausgelöst. Hierbei wird die rechte Beckenhälfte nach dorsal aufgedreht und Zehen und Vorfuß des rechten Beines auf die Unterlage gesetzt und bis zur Ferse abgerollt. Zur gleichen Zeit heben sich Zehen und Vorfuß des linken Beines von der Unterlage. Das Körpergewicht wird teilweise auf das hintere Bein übernommen.

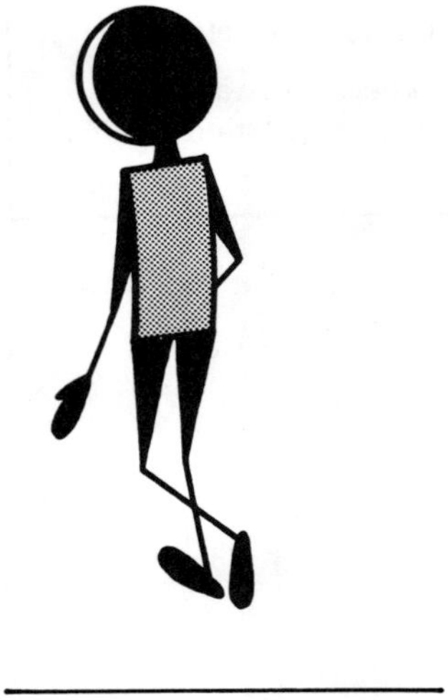

Durch volle Gewichtsverlagerung nach hinten auf das rechte Bein wird das rechte zum Standbein. Durch zunehmende Gewichtsverlagerung nach hinten löst sich die linke Ferse von der Unterlage. Das Bein wird im Hüftgelenk gestreckt, im Kniegelenk gebeugt.

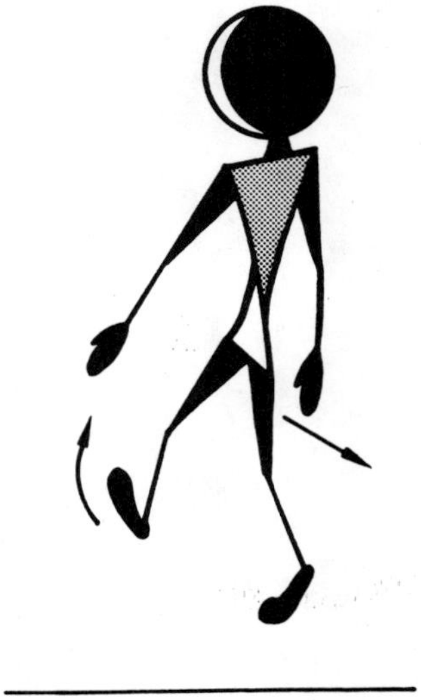

Durch weitere Gewichtsverlagerung nach hinten wird mit dem linken Bein ein Rückwärtsschritt ausgelöst. Hierbei wird die linke Beckenhälfte nach dorsal aufgedreht und Zehen und Vorfuß des linken Beines zuerst auf die Unterlage gesetzt und bis zur Ferse abgerollt. Zur gleichen Zeit heben sich Zehen und Vorfuß des rechten Beines von der Unterlage. Das Körpergewicht wird teilweise auf das hintere Bein übernommen.

Lernziele

Sie können:

- begründen, warum zu Beginn des Laufens das Mitschwingen der Arme fehlt
- die Ausdrücke „high guard" und „middle guard" erklären und sagen, wovon diese Erscheinungsbilder abhängen
- erklären, von welchen Fähigkeiten wechselseitige Armbewegungen abhängen
- die Richtung der Schwerpunktverlagerung des Rumpfes angeben, die notwendig ist, um folgende Bewegungen aus dem Stand auszulösen
  - ein Bein vom Boden lösen
  - einen Vorwärtsschritt machen
- Richtung der Beckenbewegung beschreiben, die beim Vorwärtsgehen auf der Spielbeinseite entstehen
  - diese Beckenbewegung mit der Schultergürtelhaltung beim Gehen vergleichen
- Unterschiede zwischen der Richtung der Beckenbewegungen beim Vorwärtsgehen und der Richtung der Beckenbewegungen beim Rückwärtsgehen herausfinden

Literaturverzeichnis

A. Im Text verarbeitete Literatur

1. Ayres, J.: Development of the Body Scheme in Children. American Journal of Occupational Therapy, **15** (1961), 99.

2. Barsch, R. H.: Achieving Perceptual Motor Efficiency: Perceptual-Motor Curriculum Vol. **1**. Seattle (Washington) 1967, 119.

3. Flehmig, I.: Neurologische Untersuchung zur Früherkennung zerebraler Bewegungsstörungen bei sog. Risikokindern. Mat. Med. Nordm. **22** (1970), 340.

4. Frankenberg, W. K., J. B. Dodds: Denver Developmental Screening Test. J. Pediat. **71** (1967), 181.

5. Bühler, Ch., H. Hetzer: Kleinkindertests, 2. Aufl. (Johann Ambrosius Barth) München, 1953.

6. Funkkolleg pädagogische Psychologie. 2. Studienbegleitbrief. (Beltz Verlag) Weinheim/Basel, 1972.

7. Gesell, A., C. S. Amatruda: Developmental Diagnosis. 10. Aufl. (Paul B. Hoeber) New York, 1962.

8. Gesell, A.: Säugling und Kleinkind in der Kultur der Gegenwart, 9. Aufl. (Christian Verlag) Bad Nauheim, 1971.

9. Hellbrügge, Th., J. Pechstein: Entwicklungsphysiologische Tabellen für das Säuglingsalter. Fortschr. Med. **86** (1968), 481 und 608.

10. Herzka, H. S.: Über die Bedeutung des dialogischen Prinzips für den Arzt und die Kinderpsychiatrie. Fortschr. Med. **88** (1970), 697.

11. Herzka, H. S.: Das Kind von der Geburt bis zur Schule. Bilderatlas und Texte zur Entwicklung des Kindes. 2. Aufl. (Schwabe & Co.) Basel, 1973.

12. Klein-Vogelbach, S.: Funktionelle Bewegungslehre. (Springer) Berlin, 1976.

13. Lajosi et al.: Zur Diagnostik des „Greifalters". Kinderarzt **6** (1973), 352.

14. Matthiaß, H. H.: Untersuchungstechnik und Diagnose der infantilen Zerebralparese. (G. Thieme) Stuttgart, 1966.

15. Milani-Comparetti, A., E. A. Gidoni: Routine Developmental Examination in normal and abnormal retarded Children. Develop. Med. Child Neurol. 9 (1967).

16. Naville, S.: Psychomotorische Therapie. Referat zur Jahreshauptversammlung des Schweiz. Bundes der Therapeuten cerebraler Bewegungsstörungen, Okt. 1970.

17. Naville, S.: Einführung in die psychomotorische Therapie. Vortrag am 13.7.72 Berufsförderungswerk Heidelberg.

18. Peiper, A.: Die Eigenart der kindlichen Hirntätigkeit. 3. Aufl. (VEB G. Thieme) Leipzig, 1961.

19. Vojta, V.: Ein neuer Lagereflex in der Frühdiagnose des Zerebralschadens bei Neugeborenen und Säuglingen. Zschr. Orthop. Grenzgeb. **107** (1969), 1.

20. Vojta, V.: Die cerebralen Bewegungsstörungen im Säuglingsalter, Frühdiagnose und Frühtherapie. 2. Aufl. (Enke) Stuttgart, 1976.

B. Literatur über Entwicklung von Bewegung und Sinnesfunktion und ihre Therapie

E = für Eltern empfehlenswert

1. Aebi, U.: Normale Variationen der psychomotorischen Entwicklung in ihrer praktischen Bedeutung. Päd. Pädol. **4** (1968), 100.

2. Affolter, F.: Wahrnehmungsstörungen und Sprachentwicklung. In: Jahresbericht Schweiz. Verband für Taubstummen- und Gehörlosenhilfe, 1971.

3. Affolter, F.: Aspekte der Entwicklung und Pathologie von Wahrnehmungsfunktionen. Pädiat. Fortb. Prax. **34** (1972), 49.

4. Affolter, F.: Entwicklung visueller und auditiver Prozesse. Schweiz. Zschr. Psychol. Anwend. **31** (1972), 207.

5. Atzesberger, J.: Sprachaufbauhilfe bei geistig behinderten Kindern. (Carl Marhold) Berlin, 1970.

6. Ayres, J.: Development of the Body Cheme in Children. American Journal of Occupational Therapy **15** (1971), 99.

7. Blankenstein, M., U. R. Welbergen, I. H. Haas: Le development du nourisson. (Presses univ. de France) Paris, 1962.

E 8. Brazelton, T. B.: Babys erstes Lebensjahr. Unterschiede in der geistigen und körperlichen Entwicklung. Ein Ratgeber für junge Eltern. (Otto Maier) Ravensburg, 1970.

E 9. Bundeszentrale für gesundheitliche Aufklärung, Köln (Herausgeber): Behinderte Kinder – Früherkennung, Behandlung, Rehabilitation. Redigiert von Th. Hellbrügge (o. J.).
Sonderdrucke:
Hilfe für das mehrfach behinderte Kind
Hilfe für das geistig behinderte Kind
Hilfe für das sozial behinderte Kind
Hilfe für das anfallskranke Kind
Hilfe für das hör- und sprachbehinderte Kind
Hilfe für das körperbehinderte Kind
Hilfe für Kinder mit cerebralen Bewegungsstörungen
Hilfe für sehbehinderte Kinder

10. Bühler, Ch., H. Hetzer: Kleinkindertests. 2. Aufl. (Johann Ambrosius Barth) München, 1953.

E 11. Finnie, N. R.: Hilfe für das cerebral gelähmte Kind. Eine Anleitung zur Förderung des Kindes zu Hause nach der Methode Bobath. 2. Aufl. (Otto Maier) Ravensburg, 1976.

12. Frostig, M.: Wahrnehmungstraining 1, 2, 3 (Crüwell Verlag) Dortmund, 1972.

13. Frostig, M.: Bewegungserziehung. Neue Wege der Heilpädagogik. (Ernst Reinhardt) München/Basel, 1973.

E 14. Gesell, A.: Säugling und Kleinkind in der Kultur der Gegenwart. 9. Aufl. (Christian Verlag) Bad Nauheim, 1971.

15. Hellbrügge, Th., J. Pechstein: Entwicklungsphysiologische Tabellen für das Säuglingsalter. Fortschr. Med. **86** (1968), 481 und 608.

E 16. Hellbrügge, Th., J. H. Wimpfen (Herausgeber): Die ersten 365 Tage im Leben eines Kindes. Die Entwicklung des Säuglings. (TR-Verlagsunion) München, 1974.

E 17. Herzka, H. S.: Spielsachen für das gesunde und behinderte Kind. (Schwabe & Co.) Basel/Stuttgart, 1964.

E 18. Herzka, H. S.: Das Gesicht des Säuglings – Ausdruck und Reifung. (Schwabe & Co.) Basel/Stuttgart, 1965.

E 19. Herzka, H. S.: Die Sprache des Säuglings – Aufnahmen einer Entwicklung (mit Schallplatte). (Schwabe & Co.) Basel/Stuttgart, 1967.

20. Herzka, H. S.: Über die Bedeutung des dialogischen Prinzips für den Arzt und die Kinderpsychiatrie. Fortschr. Med. **88** (1970), 697.

21. Herzka, H. S.: Die Selbstbegegnung im ersten Lebensjahr. Prax. Kinderpsychol. Kinderpsychiat. **16** (1967), 15.

E 22. Herzka, H. S.: Das Kind von der Geburt bis zur Schule. Bilderatlas und Texte zur Entwicklung des Kindes. 2. Aufl. (Schwabe & Co.) Basel, 1973.

23. Illingworth, R. S.: The Development of the Infant and young Child, Normal and Abnormal. (Williams and Wilkins) Baltimore, 1967.

24. Joppich, G., F. Schulte: Neurologie des Neugeborenen. (Springer) Berlin, 1968.

25. Klein-Vogelbach, S.: Gangtypische Bewegungsabläufe und didaktische Hinweise zur krankengymnastischen Behandlung. Krankengymnastik **26** (1974), 118.

26. Kolzowka, M.: Untersuchungen zur Sprachentwicklung. Kinderarzt **6** (1975), 643 und 757.

27. Lajosi et al.: Zur Diagnostik des „Sitzalters". Kinderarzt **4** (1973), 209.

28. Lajosi et al.: Zur Diagnostik des „Greifalters". Kinderarzt **4** (1973), 352.

29. Menara, D.: Zur Diagnostik des „Sprechalters". Kinderarzt **4** (1973), 647.

E 30. Moor, P.: Das Spiel in der Entwicklung des Kindes. (Otto Maier) Ravensburg, 1972.

31. Müller, H.: Beobachtung zur freien Bewegungsentwicklung des gesunden Säuglings. Krankengymnastik **22** (1970), 270.

32. Müller, H.: Zur Statomotorik des stehenden Menschen. Krankengymnastik **26** (1974), 272.

33. Paine, R. A., T. E. Oppé: Die neurologische Untersuchung von Kindern. (G. Thieme) Stuttgart, 1961.

34. Piaget, J.: Die Bildung des Zeitbegriffs beim Kinde. (Rascher) Zürich, 1955.

35. Piaget, J.: Nachahmung, Spiel und Traum. Die Entwicklung der Symbolfunktion beim Kinde. (Klett) Stuttgart, 1969.

36. Piaget, J.: Das Erwachen der Intelligenz beim Kind. (Klett) Stuttgart, 1969.

37. Piaget, J., B. Inhelder: Die Entwicklung des räumlichen Denkens beim Kinde. (Klett) Stuttgart, 1971.

38. Prechtl, H. F. R., D. J. Beintema: Die neurologische Untersuchung des reifen Neugeborenen. 2. Aufl. (G. Thieme) Stuttgart, 1976.

39. Rautenstrauch, Th. et al.: Zur Diagnostik des „Krabbelalters". Kinderarzt **4** (1973), 154.

40. Rautenstrauch, Th. et al.: Zur Diagnostik des „Laufalters". Kinderarzt **4** (1973), 278.

41. Reisetbauer, E., H. Cermak: Die Körperlage des Säuglings. Pädiat. Prax. **11** (1972), 5.

42. Schamberger, R. et al.: Zur Diagnostik des „Perceptionsalters". Kinderarzt **4** (1973), 494.

43. Schmitz, E.: Grundlagen der Verhaltenstherapie bei neurophysiologischer Behandlung. Krankengymnastik **25** (1973), 8.

44. Spitz, R. A.: Die Entstehung der ersten Objektbeziehungen. 2. Aufl. (Klett) Stuttgart, 1960.

45. Vojta, V.: Rehabilitation des spastisch infantilen Syndroms. Beitr. Orthop. Traumatol. **12** (1965), 557.

46. Vojta, V.: Reflexkriechen und seine Bedeutung für die krankengymnastische Frühbehandlung. Zschr. Kinderheilkunde **104** (1968), 313.

C. Literatur über Diagnose und Therapie cerebral bedingter Bewegungsstörungen und Wahrnehmungsstörungen

1. Baumann, J. U.: Operative Behandlung der infantilen Zerebralparese. (G. Thieme) Stuttgart, 1970.

2. Baumann, J. U.: Orthopädische Betreuung des Cerebralparetikers. in: Feldkamp, M., I. Danielcik: Krankengymnastische Behandlung der cerebralen Bewegungsstörung. Aus Theor. Prax. Krankengym. 7, 309 (Richard Pflaum) München , 1973.

3. Bielsalski, P.: Medizinische Gesichtspunkte bei zerebral bewegungsgestörten Kindern mit Hör- und Sprachstörungen. in: Matthiaß, H. H., H. Th. Brüster, H. v. Zimmermann (Herausgeber): Spastisch gelähmte Kinder. Internationaler Kongreß vom 29. Sept. bis 4. Okt. 1969 Düsseldorf. (G. Thieme) Stuttgart, 1971, 1.

4. Bobath, K.: The Neuropathology of Cerebral Palsy and its Importance in Treatment and Diagnosis. Cerebral Palsy Bull. **1** (1959), 13.

5. Bobath, K.: The Neurophysiology of Cerebral Palsy. in: Rossi, E. (Herausgeber): Päd. Fortbildungskurse **1.** Diagnose und Therapie cerebraler Lähmungen im Kindesalter. (S. Karger) Basel/New York, 1962, 48.

6. Bobath, B.: Die Grundlage der Behandlung des cerebral gelähmten Kindes. in: Rossi, E. (Herausgeber): Päd. Fortbildungskurse **1.** Diagnose und Therapie cerebraler Lähmungen im Kindesalter. (S. Karger) Basel/New York, 1962, 61.

7. Bobath, B.: A Neuro-Developmental Treatment of Cerebral Palsy. Physiotherapy **49** (1963), 242.

8. Bobath, K. u. B.: The Facilitation of Normal Postural Reactions and Movements in the Treatment of Cerebral Palsy. Physiotherapy **50** (1964), 246.

9. Bobath, K. u. B.: Grundlagen zur Behandlung der zerebralen Kinderlähmung. Beitr. Orthop. Traumatol. (1964), 1.

10. Bobath, K.: The Motor Deficit in Patients with Cerebral Palsy. Clinics in Develop. Med. No. 23 Spastics Society (Heinemann Medical Books) London, 1969.

11. Bobath, B.: The very early Treatment of Cerebral Palsy. Develop. Med. Child Neurol. **9** (1967), 373.

12. Bobath, B.: Abnorme Haltungsreflexe bei Gehirnschäden. (G. Thieme) Stuttgart, 1968.

13. Bobath, K.: Die normale motorische Entwicklung des Kindes während des ersten Lebensjahres und ihre Abweichungen bei infantilen Zerebralparesen. in: Matthiaß, H. H., H. Th. Brüster, H. v. Zimmermann (Herausgeber): Spastisch gelähmte Kinder. Internationaler Kongreß vom 29. Sept. bis 4. Okt. 1969 Düsseldorf. (G. Thieme) Stuttgart, 1971, 153.

14. Böllhoff, B.: Sprachtherapie bei Zerebral Paresen. in: Sprachtherapeutische Behandlung spastisch gelähmter Kinder. Vorträge, gehalten am 6. und 7. April 1968 in Düsseldorf. (Herausgeber: Verband deutscher Vereine zur Förderung und Betreuung spastisch gelähmter Kinder e.V.) Düsseldorf, 1968, 54.

15. Böllhoff, B.: Befunderhebung bei Atem-, Sprach- und Stimmstörungen von zerebral bewegungsgestörten Kindern. in: Matthiaß, H. H., H. Th. Brüster, H. v. Zimmermann (Herausgeber): Spastisch gelähmte Kinder. Internationaler Kongreß vom 29. Sept. bis 4. Okt. 1969 Düsseldorf. (G. Thieme) Stuttgart 1971, 12.

16. Cardinaux, H.: Zur Diagnostik der Mehrfachbehinderung. Anamnesebogen zur Ermittlung des Entwicklungsalters und zur Erstellung einer ganzheitlichen pädagogisch-therapeutischen, psychologischen (medizinisch-neurologischen) Diagnose. (Neckar-Verlag) Villingen-Schwenningen, 1975.

17. Constantin, F., P. Lederer: Southern California Perceptual Motor Test, Test zur Diagnostik des Körperschemas bei Kindern. Kinderarzt **6** (1975), 751.

18. Crickmay, M. C.: Sprachtherapie bei Kindern mit cerebralen Bewegungsstörungen auf der Grundlage der Behandlung nach Bobath. (Carl Marhold) Berlin, 1972.

19. Feldkamp, M. J., I. Danielcik: Krankengymnastische Behandlung der cerebralen Bewegungsstörung. Aus Theor. Prax. Krankengym. **7**, (Richard Pflaum) München, 1973.

20. Finnie, N. R.: Hilfe für das cerebral gelähmte Kind. Eine Anleitung zur Förderung des Kindes zu Hause nach der Methode Bobath. 2. Aufl. (Otto Maier) Ravensburg, 1976.

21. Flehmig, I.: Praktische Hinweise zur Früherkennung cerebraler Bewegungsstörungen im Hinblick auf die neurophysiologische Behandlung. Mschr. Kinderheilkunde **117** (1969), 641.

22. Flehmig, I.: Neurologische Untersuchung zur Früherkennung zerebraler Bewegungsstörungen bei sog. Risikokindern. Mat. Med. Nordm. **22** (1970), 340.

23. Frankenberg, W. K., J. B. Dodds: Denver Developmental Screening Test. J. Pediat. **71** (1967), 181.

24. Fricker, H., A. Petermann: Hörstörungen. in: Rossi, E. (Herausgeber): Päd. Fortbildungskurse **2**. Diagnose und Therapie cerebraler Lähmungen im Kindesalter. (S. Karger) Basel/New York, 1962, 33.

25. Gesell, A., C. S. Amatruda: Developmental Diagnosis. 10. Aufl. (Paul B. Hoeber) New York, 1962.

26. Hochleitner, M.: Pathologische Haltungs- und Bewegungsmuster beim cerebralparetischen Säugling. in: Dobler, H. J., M. Hochleitner, F. Schmid: Infantile Zerebralparese, Früherkennung und Frühbehandlung. FdM-Monographien für die Praxis **1**, 16, (Fortschr. Med.) Schwappach/München, 1971.

27. Illingworth, R. S.: The Diagnosis of Cerebral Palsy in the First Year of Life. Develop. Med. Child Neurol. **8** (1966), 178.

28. Illingworth, R. S.: The Development of the Infant and young Child, Normal and Abnormal. (Williams and Wilkins) Baltimore, 1967.

29. Köng, E.: Frühdiagnose zerebraler Lähmungen. in: Rossi, E. (Herausgeber): Päd. Fortbildungskurse **1**. Diagnose und Therapie cerebraler Lähmungen im Kindesalter. (S. Karger) Basel/New York, 1962, 37.

30. Köng, E.: Frühdiagnose zerebraler Bewegungsstörungen (Lähmungen). Prax. **44** (1965), 1280.

31. Köng, E.: Cerebrale Bewegungsstörungen. Orthopädisch-neurologische Grenzprobleme. in: Rossi, E. (Herausgeber): Päd. Fortbildungskurse **5–6**, 2. Aufl. Orthopädische Fragen in der Pädiatrie. (S. Karger) Basel/New York, 1968, 184.

32. Köng, E.: Symptomatologie der Sprachstörungen von zerebral bewegungsgestörten Kindern mit besonderer Berücksichtigung der Eß-, Atem- und Stimmstörungen im Säuglingsalter. in: Matthiaß, H. H., H. Th. Brüster, H. v. Zimmermann (Herausgeber): Spastisch gelähmte Kinder. Internationaler Kongreß vom 29. Sept. bis 4. Okt. 1969 Düsseldorf. (G. Thieme) Stuttgart, 1971, 4.

33. Köng, E.: Früherfassung cerebraler Bewegungsstörungen. Päd. Fortb. Prax. **33** (1972), 1.

34. Köng, E.: Behandlung und Erziehung von Kindern mit cerebralen Bewegungsstörungen. (Herausgeber: Verband deutscher Vereine zur Förderung und Betreuung spastisch Gelähmter und anderer Körperbehinderter e.V.) Düsseldorf, 1971.

35. Kunert, S.: Die psychische Situation von Eltern behinderter Kinder. in: Matthiaß, H. H., H. Th. Brüster, H. v. Zimmermann (Herausgeber): Spastisch gelähmte Kinder. Internationaler Kongreß vom 29. Sept. bis 4. Okt. 1969 Düsseldorf. (G. Thieme) Stuttgart, 1971, 30.

36. Lempp, R.: Frühkindliche Hirnschädigung und Neurose. 2. Aufl. (Hans Huber) Bern/Stuttgart/Wien, 1970.

37. Matthiaß, H. H.: Untersuchungstechnik und Diagnose der infantilen Zerebralparese. (G. Thieme) Stuttgart, 1966.

38. Maurer, H. E.: Lagerung des cerebralparetischen Säuglings. Krankengymnastik **24** (1972), 114.

39. Meves, Ch.: Verhaltensstörungen bei Kindern. (R. Piper & Co.) München, 1971.

40. Milani-Comparetti, A., E. A. Gidoni: Routine Developmental Examination in normal and abnormal retarded Children. Develop. Med. Child Neurol. **9** (1967), 631.

41. Müller, H. A.: Frühdiagnose und Früherkennung in der Sprachtherapie. in: Sprachtherapeutische Behandlung spastisch gelähmter Kinder. Vorträge, gehalten am 6. und 7. April 1968 in Düsseldorf. (Herausgeber: Verband deutscher Vereine zur Förderung und Betreuung spastisch gelähmter Kinder e.V.) Düsseldorf, 1968, 106.

42. Müller, H. A.: Eß-, Atem- und Stimmtherapie sowie Sprachanbahnung bei zerebral bewegungsgestörten Kindern im frühen Kindesalter. in: Matthiaß, H. H., H. Th. Brüster, H. v. Zimmermann (Herausgeber): Spastisch gelähmte Kinder. Internationaler Kongreß vom 29. Sept. bis 4. Okt. 1969 Düsseldorf. (G. Thieme) Stuttgart, 1971, 17.

43. Plagemann, K.: Sitzprobleme bei cerebral bewegungsgestörten Kindern. Krankengymnastik **24** (1972), 117.

44. Scheitauer, G.: Beitrag zur Entwicklung der motorischen Funktion der Hand beim gesunden und cerebralparetischen Kind. Krankengymnastik **25** (1973), 200.

45. Siegfried, K.: Intelligenz und Charakter bei cerebral gelähmten Kindern. in: Rossi, E. (Herausgeber): Päd. Fortbildungskurse **2.** Diagnose und Therapie cerebraler Lähmungen im Kindesalter. (S. Karger) Basel/New York, 1962, 39.

46. Thom, H.: Aufgaben und Ziele der operativen Behandlung von Kindern mit cerebralen Bewegungsstörungen. Krankengymnastik **21** (1969), 557.

47. Vlach, V.: Ein Screening Test zur Früherkennung von Entwicklungsstörungen beim Säugling. Päd. Prax. **11** (1972), 385.

48. Vojta, V.: Ein neuer Lagereflex in der Frühdiagnose des Zerebralschadens bei Neugeborenen und Säuglingen. Zschr. Orthop. Grenzgeb. **107** (1969), 1.

49. Vojta, V.: Reflexfortbewegung als Bahnungssystem in der Rehabilitation des zerebralparetischen Kindes. in: Matthiaß, H. H., H. Th. Brüster, H. v. Zimmermann (Herausgeber): Spastisch gelähmte Kinder. Internationaler Kongreß vom 29. Sept. bis 4. Okt. 1969 Düsseldorf. (G. Thieme) Stuttgart, 1971, 179.

50. Vojta, V.: Reflex-Umdrehen als Bahnungssystem der menschlichen Fortbewegung. Zschr. Orthop. Grenzgeb. **108** (1970), 446.

51. Vojta, V.: Die cerebralen Bewegungsstörungen im Säuglingsalter, Frühdiagnose und Frühtherapie. 2. Aufl. (Enke) Stuttgart, 1976.

Nachwort

Mit dem Erlernen des Gehens ist zwar die motorische Entwicklung abgeschlossen, aber man könnte die analytische Beobachtung von Bewegungen über das Schwimmen, Tanzen usw. weiterverfolgen.
Diese Darstellung erhebt also keinen Anspruch auf Vollständigkeit, sondern der Leser soll durch die Beispiele angeregt werden, andere Bewegungsabläufe zu beobachten und zu analysieren und auf pathologische Bewegungen frühzeitig aufmerksam werden.
In den Darstellungen werden Möglichkeiten gezeigt, Bewegungen zu fördern und auszulösen. Diese können aber nicht als „Rezept" für eine gezielte Therapie bestimmter Krankheitsbilder gelten.
Eine Förderung der Bewegungsfunktion wirkt auch auf sozioemotionale und kognitive Fähigkeiten. Immer soll man sich jedoch vor Augen halten, daß diese beiden Bereiche durch die Bewegungstherapie nicht zwangsläufig eine gezielte Förderung erfahren.
Es wurde darauf verzichtet, den Mechanismus der bewegungsauslösenden Griffe zu erklären, der auf Schwerpunktverlagerung, Dehnungszustände bestimmter Muskelketten und auf die Unterstützungsflächenveränderung näher eingeht. Die Erklärungen hierzu gehören genauso wie die physikalischen Grundlagen, die sich auf Hebelwirkung, Verteilung der Gewichte usw. beziehen in die Grundausbildung eines Bewegungstherapeuten, sodaß dieses für das Verständnis vorausgesetzt wird. Hierfür ist zum Nachschlagen auch ein Literaturverzeichnis vorhanden.
Weitblickend ist vorstellbar, daß die motorische Entwicklung im Säuglings- und Kleinkindalter eine Basis für die gesamte Bewegungstherapie ist, denn da wo Bewegung der Therapie bedarf, können Kenntnisse über die Funktion der Bewegungsabläufe in der motorischen Entwicklung eine Grundlage sein.